J. Ewen
I, 01

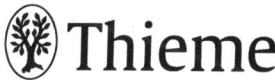

Forum Logopädie

Herausgegeben von Luise Springer
und Dietlinde Schrey-Dern

In dieser Reihe sind folgende Titel bereits erschienen:

Biegenzahn, W.: Orofaziale Dysfunktionen im Kindesalter
Biniek, R.: Akute Aphasien
Bongartz, R.: Kommunikationstherapie mit Aphasikern und Angehörigen. Grundlagen – Methoden – Materialien
Dickmann, Chr./Flossmann, I./Klasen, R.: Logopädische Diagnostik von Sprachentwicklungsstörungen. Sprachsystematisch konzipierte Prüfverfahren
Kotten, A.: Lexikalische Störungen bei Aphasie
Lauer, N.: Zentral-auditive Verarbeitungsstörungen im Kindesalter
Schlenck, Cl./Chlenck, K. J./Springer, L.: Die Behandlung des schweren Agrammatismus. Reduzierte-Syntax-Therapie (REST)
Wendlandt, W.: Sprachstörungen im Kindesalter. Materialien zur Früherkennung und Beratung
Ziegler, W.: Diagnostik und Therapie der Dysarthrie

In Vorbereitung:

Glindemann, R.: Aphasietherapie aus sprachpragmatischer Perspektive
Huber, W./Springer, L./Poeck, K.: Sprachstörungen bei Erwachsenen – Eine Einführung für Patienten, Angehörige und Therapeuten
Jahn, T.: Phonologische Störungen bei Kindern – Diagnostik und Therapie
Sandrieser, P./Schneider, P.: Stottern im Kindesalter
Weigl, I./ Reddemann-Tschaikner, M.: OT – handlungsorientierter Therapieansatz für Kinder mit Sprachentwicklungsverzögerungen
Wendlandt: Eigenarbeit und Selbsttraining

Phonologische Störungen bei Kindern

Diagnostik und Therapie

Tanja Jahn

Mit Zeichnungen von Dorit David

26 Abbildungen
16 Tabellen

Georg Thieme Verlag
Stuttgart · New York

Tanja Jahn
Lehranstalt für Logopädie
Tertia GmbH
Gerhard-von-Are-Straße 8
53111 Bonn

Luise Springer
Lehranstalt für Logopädie
der Medizinischen Fakultät
der Rheinisch-Westfälischen
Technischen Hochschule Aachen
Pauwelsstraße 30
52074 Aachen

Dorit David
Am Schatzkampe 12
30163 Hannover

Dietlinde Schrey-Dern
Lehranstalt für Logopädie
der Medizinischen Fakultät
der Rheinisch-Westfälischen
Technischen Hochschule Aachen
Pauwelsstraße 30
52074 Aachen

Die Deutsche Bibliothek – CIP-Einheitsaufnahme
Jahn, Tanja
Phonologische Störungen bei Kindern : Diagnostik und Therapie
/ Tanja Jahn. – 1. Aufl.. – Stuttgart; New York : Thieme, 2000
(Forum Logopädie)

Wichtiger Hinweis:
Wie jede Wissenschaft ist die Medizin ständigen Entwicklungen unterworfen. Forschung und klinische Erfahrung erweitern unsere Erkenntnisse, insbesondere was Behandlung und medikamentöse Therapie anbelangt. Soweit in diesem Buch eine Dosierung oder eine Applikation erwähnt wird, darf der Leser zwar darauf vertrauen, dass Autoren, Herausgeber und Verlag große Sorgfalt darauf verwandt haben, dass diese Angabe **dem Wissensstand bei Fertigstellung des Buches** entspricht.
  Für Angaben über Dosierungsanweisungen und Applikationsformen kann vom Verlag jedoch keine Gewähr übernommen werden. **Jeder Benutzer ist angehalten,** durch sorgfältige Prüfung der Beipackzettel der verwendeten Präparate und gegebenenfalls nach Konsultation eines Spezialisten festzustellen, ob die dort gegebene Empfehlung für Dosierungen oder die Beachtung von Kontraindikationen gegenüber der Angabe in diesem Buch abweicht. Eine solche Prüfung ist besonders wichtig bei selten verwendeten Präparaten oder solchen, die neu auf den Markt gebracht worden sind. **Jede Dosierung oder Applikation erfolgt auf eigene Gefahr des Benutzers.** Autoren und Verlag appellieren an jeden Benutzer, ihm etwa auffallende Ungenauigkeiten dem Verlag mitzuteilen.

Geschützte Warennamen (Warenzeichen) werden **nicht** besonders kenntlich gemacht. Aus dem Fehlen eines solchen Hinweises kann also nicht geschlossen werden, dass es sich um einen freien Warennamen handelt.
  Das Werk, einschließlich aller seiner Teile, ist urheberrechtlich geschützt. Jede Verwertung außerhalb der engen Grenzen des Urheberrechtsgesetzes ist ohne Zustimmung des Verlages unzulässig und strafbar. Das gilt insbesondere für Vervielfältigungen, Übersetzungen, Mikroverfilmungen und die Einspeicherung und Verarbeitung in elektronischen Systemen.

© 2001 Georg Thieme Verlag
Rüdigerstraße 14
D-70469 Stuttgart
Unsere Homepage: http://www.thieme.de

Printed in Germany

Umschlaggestaltung: Thieme Marketing, unter Verwendung einer Abbildung von Dorit David
Druck: Zechner-Datenservice und Druck, Speyer

ISBN 3-13-124091-1   1 2 3 4 5 6

Vorwort der Herausgeberinnen

Mit der vorliegenden Publikation zur Therapie phonologischer Störungen im Kindesalter wird eine überfällige Lücke geschlossen. Der von Frau Jahn für das Deutsche adaptierte „Metaphon"-Ansatz entspricht sowohl dem wissenschaftlichen Kenntnisstand zum Erwerb phonologischer Prozesse und modelltheoretischer Vorstellungen zur Sprachverarbeitung als auch praxisrelevanten Erfahrungen bei der Arbeit mit Vorschulkindern.

Phonologische Störungen des kindlichen Spracherwerbs repräsentieren neben phonetisch-artikulatorischen Störungen den Schwerpunkt logopädischer Arbeit mit Vorschulkindern. Die mittlerweile zahlreichen Screeningverfahren zur Erfassung den Lautbestandes des Deutschen sowie die zahlreichen Therapiematerialien dokumentieren die Bedeutung dieses Störungsgebietes innerhalb der Logopädie. Die vorliegende Publikation versucht hier eine Hilfestellung zur differenzialdiagnostischen und damit therapeutischen Arbeit an die Hand zu gehen. Die Abgrenzung zwischen phonetisch-artikulatorisch und phonologisch orientierter Therapie, die sich aus der phonologischen Prozessanalyse ableiten lässt, ist unabdingbar, wenn es darum geht, das therapeutische Vorgehen zielgerichtet zu evaluieren.

Das vorliegende in der Praxis erprobte Therapiematerial bietet konkrete methodische Handlungsschritte bei unterschiedlichen phonologischen Störungsschwerpunkten an und ist relativ einfach therapeutisch umzusetzen.

Wir hoffen, dass alle im Bereich Kindersprache tätigen Therapeuten und Therapeutinnen von dem Einsatz der vorliegenden Publikation profitieren und ermuntert werden, selbstständig Ansätze zur methodischen Weiterentwicklung zu konzipieren.

im August 2000
Luise Springer
Dietlinde Schrey-Dern

Vorwort

Das vorliegende Buch entstand im Rahmen meiner Diplomarbeit im Studiengang „Lehr- und Forschungslogopädie" an der RWTH Aachen. Mein Interesse für das Thema „phonologische Störungen bei Kindern" wurde während eines Seminars in England geweckt, bei dem Janet Howell das phonologisch orientierte Therapieprogramm „Metaphon" vorstellte. Janet Howell und Elizabeth Dean haben mich ermuntert, ihren Therapieansatz ins Deutsche zu übertragen – für ihre Unterstützung danke ich ihnen.

Ich freue mich, dass ich meine Diplomarbeit nun, einige Jahre später, in einer erweiterten und veränderten Form einer größeren Anzahl interessierter Kolleginnen und Kollegen zugänglich machen kann. Dafür möchte ich mich insbesondere bei Prof. Walter Huber und Luise Springer, welche meine Diplomarbeit betreut haben, sowie bei Dietlinde Schrey-Dern und Cordula Tockuss herzlich bedanken. Sie haben diese Arbeit konstruktiv und engagiert begleitet.

Düsseldorf, im August 2000   Tanja Jahn

Lebenslauf

Tanja Jahn absolvierte ihre Logopädie-Ausbildung 1987–90 in Hannover.
Nach Stationen in HNO-Kliniken in Schweden und in Hagen begann sie das Studium der Lehr- und Forschungslogopädie in Aachen, welches sie 1996 als Diplomlogopädin abschloss. Sie unterrichtet seit 1997 als Lehrlogopädin mit dem Schwerpunkt Kindersprache an der Schule für Logopädie in Bonn. 1999 hat sie dort die Schulleitung übernommen.

Inhaltsverzeichnis

Einleitung 1

Linguistische Grundlagen 2

Phonetik versus Phonologie 2
    Phonetische Merkmale 2
        Konsonanten 2
        Vokale 4
        Phone und Allophone 4
        Koartikulation 4
    Phonologische Merkmale 5
        Phoneme 5
        Phonotaktik 6
        Intonation 6

Phonologische Sprachverarbeitung 7

Dekodierung 7

Enkodierung 7

Lernprozesse der Sprachverarbeitung 10
    Das Sprachproduktionsmodell von Hewlett 10
        Kontrollprozesse 12
        Erklärungsmöglichkeiten für Phänomene der Sprachentwicklung 13

Der Lautspracherwerb beim Kind 15

Theorien der phonologischen Entwicklung 15
    Theorien der sprachlichen Universalien 15
    Kognitivistische und interaktionistische Erklärungsansätze 17

Verlauf des Lautspracherwerbs 18
    Rezeptive Fähigkeiten 18
    Expressive Fähigkeiten 19
        Vorsprachliches Stadium 19
        Erste Wörter 20
        Erwerb des phonologischen Systems 20
        Phonologische Prozesse 23
        Vervollkommnung des phonologischen Systems 27

Phonologische Bewusstheit 28

Begriffsbestimmung 28

Aufgaben zur Überprüfung der phonologischen Bewusstheit 29

Entwicklung der phonologischen Bewusstheit 30

Phonologische Bewusstheit und Spracherwerb 32

Phonologische Bewusstheit und Schriftspracherwerb 33

Phonologische Störungen 35

Begriffsbestimmung 35

Merkmale 36

Diagnostik phonetisch-phonologischer Fähigkeiten 38

Phonetisch-phonologische Analyseverfahren 38
    Auswahl des Wortmaterials 39
    Vorgehen 39

Ergänzende Diagnostik 40
    Mundmotorik 41
    Auditive Wahrnehmung 41
    Bewegungsplanung 41
    Allgemeiner sprachlicher und nicht-sprachlicher Entwicklungsstand 42

Logopädischer Befund 44

Ableitung von Therapiezielen 44

Phonetisch orientierte Therapie 46

Mundmotorik 46

Auditive Wahrnehmung 46

Artikulation 47

Phonologisch orientierte Therapie 49

Zielsetzung 49

Auditive Wahrnehmung 50
    Förderung der basalen auditiven Wahrnehmung 50
    Förderung der phonologischen Bewusstheit 50

Minimalpaartherapie 52
    Vorgehen 52
    Auswahl des Wortmaterials 53

Metaphon 55
    Auswahl eines phonologischen Prozesses 55
    Therapiephasen 56
    Behandlung von Ersetzungsprozessen 56
        Phase I Förderung metaphonologischer Fähigkeiten 57
        Phase II Förderung metakommunikativer Fähigkeiten 59
    Behandlung von Silbenstrukturprozessen 60
        Phase I Förderung metaphonologischer Fähigkeiten 61
        Phase II Förderung metakommunikativer Fähigkeiten 63

Lernsituation: sozialer, verbaler und kognitiver Kontext 63
Zeitlicher Rahmen 64
Behandlungsplan: „Plosivierung von Frikativen" 65
Behandlungsplan: „Alveolarisierung von Velaren" 66
Anregungen zur Behandlung phonologischer Prozesse 70
    Ersetzungsprozesse 70
    Silbenstrukturprozesse 71
Evaluation von Metaphon 71
    Erste Evaluation 71
    Zweite Evaluation 74
Therapiestudie: Metaphon bei deutschsprachigen Kindern 74
    Vorgehen 75
    Behandlungsphase 75
    Ergebnisse 75

Fazit 76

Anhang **78**

Minimalpaare 78

Referenzkarten 83
    Ersetzungsprozess: Plosivierung 83
    Ersetzungsprozess: Plosivierung 84
    Ersetzungsprozess: Vorverlagerung bzw. Rückverlagerung 85
    Ersetzungsprozess: Vorverlagerung bzw. Rückverlagerung 86
    Ersetzungsprozess: Vorverlagerung bzw. Rückverlagerung 87
    Ersetzungsprozess: Stimmgebung bzw. Entstimmung 88
    Ersetzungsprozess: Öffnung 89
    Ersetzungsprozess: Öffnung 90
    Silbenstrukturprozess: Auslassung initialer Konsonanten 91
    Silbenstrukturprozess: Auslassung finaler Konsonanten 92
    Silbenstrukturprozess: Reduktion von Mehrfachkonsonanz 93

Abzählverse 94

Literaturverzeichnis **95**

Sachverzeichnis **101**

Einleitung

Traditionell wurden Störungen des Lauterwerbs insbesondere unter sprechmotorischen, d.h. phonetischen Gesichtspunkten betrachtet. Dementsprechend lag der Schwerpunkt in der klassischen Dyslalietherapie auf der Erarbeitung einzelner, vom Kind fehlgebildeter Laute (Van Riper & Irwin, 1994). Diese Form der Therapie wurde jedoch besonders solchen Kindern nicht gerecht, deren Schwierigkeiten nicht primär in der Lautbildung (Artikulation), sondern vielmehr in der systematischen Anwendung des Lautsystems lagen. Bei diesen Kindern blieben oftmals Generalisierungseffekte aus.

Mit dem zunehmenden Einfluss linguistischer Theorien auf die Sprachtherapieforschung gewannen in den vergangenen Jahren neben sprechmotorischen, insbesondere sprachsystematische, phonologische Aspekte des kindlichen Lauterwerbs an Bedeutung. Diese differenziertere Sichtweise ermöglicht es, zwischen Aussprachestörungen mit *phonetischem* bzw. *phonologischem Störungsschwerpunkt* zu unterscheiden (u.a. Scholz, 1990; Romonath, 1991; Hacker, 1999).

Diesen theoretischen Erkenntnissen standen lange Zeit keine adäquaten Diagnostikverfahren und Behandlungsmethoden gegenüber. Inzwischen liegen zwar geeignete Instrumente zur Überprüfung phonologischer Störungen bei Kindern vor, z. B. von Wagner (1994) und Stiller & Tockuss (in Druck). Zur Therapie von Kindern mit phonologischen Störungen wurde bislang jedoch nur wenig veröffentlicht.

Mit dem vorliegenden Buch möchte ich diese Lücke schließen und den Lesern neben theoretischen Grundlagen insbesondere praktische Anregungen zur Behandlung phonologischer Störungen bei Kindern geben. Im Mittelpunkt steht das Behandlungsprogramm *Metaphon*, welches von Janet Howell und Elizabeth Dean in den 80-iger Jahren am Queen Margaret College in Edinburgh entwickelt wurde und erstmalig 1991 erschien. Es wurde bereits u.a. ins Schwedische (Hellquist, 1992), Dänische (Thomsen, 1996, 1998) und Holländische (Howell & Dean, 1998) übersetzt. In Anlehnung an dieses Behandlungsprogramm werden „praxiserprobte" Spielideen erläutert. Im Anhang sind Wortlisten von Minimalpaaren zusammengestellt, die sich in der Praxis bewährt haben. Besonders freue ich mich über die gelungenen, kindgerechten Darstellungen von Lautmerkmalen, die Dorit David für dieses Buch gezeichnet hat.

Ich wünsche allen Kolleginnen und Kindern den Spaß und Erfolg, den ich in den vergangenen Jahren mit diesem phonologisch orientierten Therapieansatz erlebt habe.

Linguistische Grundlagen

Phonetik versus Phonologie

Die grundlegende Funktion von Sprache ist die Kommunikation zwischen den Mitgliedern einer sozialen Gemeinschaft. Kommunikation, sei es in Form von gestisch-mimischen oder sprachlichen Zeichen, basiert auf konventionalisierten Regeln, welche die Beziehung zwischen Ausdruck und Inhalt von Zeichen definieren (Ternes, 1987). Analog zur Unterscheidung zwischen Ausdruck und Inhalt lautsprachlicher Zeichen haben sich zwei linguistische Teilgebiete formiert: die Phonetik und die Phonologie.

Phonetische Merkmale

Die Untersuchung der Lautsubstanz und ihre Rolle innerhalb des lautlichen Kommunikationsprozesses ist Gegenstand der *Phonetik*. Sie wird nach Ternes (1987:32) definiert, als „die Lehre von den physiologischen Bedingungen der Lautbildung und Lautwahrnehmung und von den akustischen Eigenschaften der Laute, unabhängig von ihrem Systemcharakter".

Es werden drei Teilgebiete der Phonetik unterschieden:
- Die **artikulatorische** Phonetik befasst sich mit der Bildung von Lauten, d.h. wo und wie sie gebildet werden.
- Die **akustische** Phonetik erforscht die physikalischen Eigenschaften von Sprache.
- Die **auditive** Phonetik beschäftigt sich mit der auditiven Wahrnehmung der Sprachlaute, d.h. deren Reizaufnahme und Weiterleitung.

Anhand phonetischer Kriterien lassen sich zunächst zwei wesentliche Gruppen von Lauten unterscheiden: *Vokale* und *Konsonanten*.

Konsonanten

Die spezifische Eigenschaft von Konsonanten ist die Bildung von Hemmstellen. Sie werden daher auch als *Hemmlaute* bezeichnet. In der artikulatorischen Phonetik werden Konsonanten anhand folgender Merkmale beschrieben (Fiukowski, 1992):
- **Artikulationsstelle**
  Ort, wo die lautbildende Hemmstelle erzeugt wird, z. B. Zähne, Zahndamm.
- **Artikulierendes Organ**
  Organ, welches an bzw. mit der Artikulationsstelle die Hemmstelle erzeugt, z. B. Unterlippe, Zungenspitze.
- **Artikulationsmodus**
  Art, wie das artikulierende Organ und die Artikulationsstelle zusammenwirken, z. B. Verschluss, Enge.

- **Überwindungsmodus**
  Art und Weise, wie der Luftstrom die lautbildende Hemmstelle überwindet, z. B. Reibung, Sprengung.

Beispielsweise ist der Laut [f] in Feder ein dental-labialer stimmloser Fortis-Engelaut. In der Abbildung 1 sind die verschiedenen artikulierenden Organe sowie die Artikulationsorte veranschaulicht. Die Tabelle 1 gibt eine Übersicht über die deutschen Konsonanten, getrennt nach Artikulationsart und -ort sowie Stimmhaftigkeit. Um eine Vergleichbarkeit der Laute zu gewährleisten, empfiehlt sich die Schreibweise des *Internationalen Phonetischen Alphabets (IPA)*.

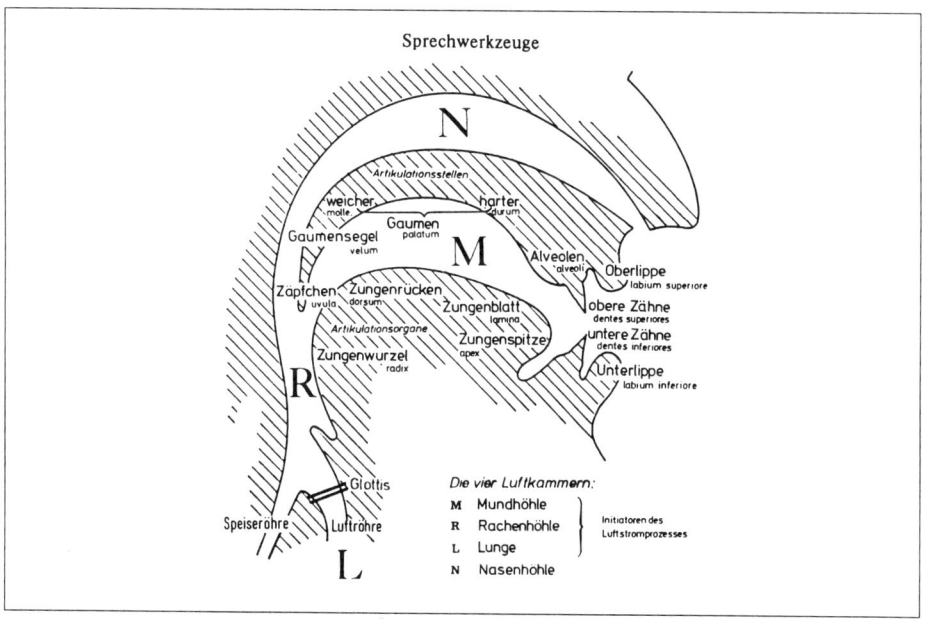

Abb. 1 Darstellung der Sprechwerkzeuge (Bußmann, 1990)

Tab. 1 Artikulatorische Klassifikation der Konsonanten des Deutschen (Kohler, 1977)

Artiku-\ -orte lations- arten	labial	dental/ alveolar	palato- alveolar	palatal	velar	uvular	glottal
Plosive	p b	t d			k g		ʔ
Frikative	f v	θ ð s z	ʃ ʒ	ç j	x	ʁ	h
Nasale	m	n			ŋ		
Laterale		l					
Vibranten		r				R	

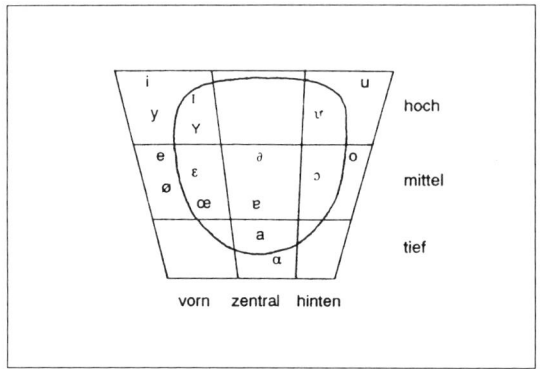

Abb. 2 Vokale des Deutschen
(Ramers & Vater, 1991)

Vokale

Das wesentliche Merkmal von Vokalen ist die Klangfarbe, welche durch die Resonanz im Ansatzrohr entsteht. Während Konsonanten durch Hemmschwellen im Ansatzrohr erzeugt werden, fließt die Luft bei Vokalen unbehindert hindurch. Vokale werden daher auch als *Mundöffnungslaute* bezeichnet (Fiukowski, 1992). Die Gruppe der Nasallaute und Liquide ([l] und [r]) hat sowohl vokalische, als auch konsonantische Merkmale. Sie werden als Sonoranten bezeichnet.

Vokale werden mithilfe folgender Merkmale beschrieben (vgl. Abb. **2**):
- Zungenhöhe (vertikale Ebene) (hoch, mittel, tief)
- Kieferöffnung (geschlossen, offen)
- Zungenbewegung (horizontale Ebene) (vorne, zentral, hinten)
- Lippenstellung (gerundet, ungerundet)
- Dauer (kurz, lang)

Nach dieser Einteilung würde der Vokal [e:] in „Besen" als langer, geschlossener, ungerundeter mittlerer Vorderzungenvokal bezeichnet. Zusätzlich zu den Vokalen werden in der deutschen Sprache die Diphthonge /au/, /ai/ und /oi/ unterschieden.

Phone und Allophone

Die Phonetik beschäftigt sich mit den sogenannten *Phonen*. Ein **Phon** ist der materielle Laut einer konkreten Äußerung (= Sprachlaut = kleinste lautliche Einheit). Phone werden in eckigen Klammern notiert: [fo:n]. Zum Beispiel kann das *Phonem* /s/ entweder korrekt [s] oder interdental [θ] gesprochen werden. Es handelt sich hierbei um ein *Phonem*, aber um zwei verschiedene Phone.

Allophone sind verschiedene Realisationen eines Phonems. Im Deutschen ist es beispielsweise nicht bedeutungsverändernd, ob ein apikales [r] (Zungenspitzen-/r/) oder ein uvulares [R] (Zäpfchen-/r/) gesprochen wird. Es handelt sich daher um zwei Varianten des Phonems /r/. Auch das interdental gebildete [θ] ist ein Allophon des Phonems /s/.

Koartikulation

Sprachlaute werden in der Realität nicht isoliert produziert. Vielmehr handelt es sich um eine andauernde Bewegung, in der Atmung, Stimmgebung und Artikulation fließend ineinander übergehen. Dabei wird die Bildung eines Lautes von dem vorangehenden und dem nachfolgenden Laut mitbestimmt. Die natürlichen Angleichungen von Artikulationsbewegungen werden auch als *Assimilationen* bezeichnet (Bußmann, 1990). Als Beispiel für eine Angleichung von Artikulationsstellen nennt Fiukowski (1992) die Assimilation der Finalsilbe -en, welche nach einem vorangehenden [p] zu [m] wird, sodass z. B. das Wort „Lippen" wie [lipm] ausgesprochen wird.

Phonologische Merkmale

Phoneme

Im Unterschied zur Phonetik wendet sich die Phonologie der Funktion lautsprachlicher Zeichen zu. Sie beschäftigt sich in erster Linie mit den Eigenschaften, Relationen und Kombinationsregeln von Phonemen. Dies ist die Bezeichnung „... für kleinste aus dem Schallstrom der Rede abstrahierte lautliche Segmente mit potentiell bedeutungsunterscheidender (distinktiver) Funktion" (Bußmann, 1990:576). Sie werden zwischen Schrägstrichen notiert (z. B. /a/). So wird angezeigt, dass es sich um theoretische Elemente der Sprache handelt und nicht um physikalische Laute (vgl. *Phone*).

Die Phoneme einer Sprache werden unter anderem mithilfe von Minimalpaaranalysen ermittelt. Ein *Minimalpaar* besteht aus zwei Wörtern verschiedener Bedeutung, die sich nur durch ein Phonem in der gleichen Position unterscheiden. Zum Beispiel unterscheiden sich die Wörter „Gasse – Kasse" in den Phonemen /g/ bzw. /k/.

Jedes Phonem wird durch eine Anzahl *distinktiver Merkmale* bestimmt (Tab. 2). Sie werden nach Bußmann (1990:191) wie folgt definiert: „Klasse phonetisch definierter Teilkomponenten von Phonemen, auf denen ihre bedeutungsunterscheidende Funktion beruht." Die Zahl der distinktiven Merkmale ist kleiner, als die der Phoneme. Beispielsweise ist das Segment /p/ durch die Merkmale „stimmlos", „plosiv" und „bilabial" gekennzeichnet. Anhand dieser Merkmale lassen sich zwei beliebige Konsonanten voneinander unterscheiden: die Phoneme /p/ und /g/ unterscheiden sich sowohl hinsichtlich ihrer Stimmhaftigkeit („stimmhaft" bzw. „stimmlos"), als auch in bezug auf ihren Artikulationsort („bilabial" bzw. „velar").

Tab. 2 Merkmalsmatrix der deutschen Konsonanten (Wurzel, 1970)

	Labiale	Dentale	Palato-alveolare	Palatale	Velare	Uvulare
	p b f v p̂ m	t d s z c n l r	š	ç J	k g x γ ŋ	R
nasal	– – – – – +	– – – – + – – –	–	– –	– – – – +	–
obstruent	+ + + + + –	+ + + + + – – –	+	+ +	+ + + + –	–
niedrig	– – – – – –	– – – – – – – –	–	– –	– – – – –	–
hoch	– – – – – –	– – – – – – – –	+	+ +	+ + + + +	–
hinter	– – – – – –	– – – – – – – –	–	– –	+ + + + +	+
anterior	+ + + + + +	+ + + + + + + +	–	– –	– – – – –	–
koronal	– – – – – –	+ + + + + + + +	+	– –	– – – – –	–
dauernd	– – + + – –	– – + + – – + +	+	+ +	– – + + –	+
frikativ	– – + + – –	– – + + – – – –	+	+ +	– – + + –	+
(scharf	– – + + – –	– – + + – – – –	+	+ +	– – + + –	–)
stimmhaft	– + – + – +	– + – + – + + +	–	– +	– + – + +	+
lateral	– – – – – –	– – – – – – + –	–	– –	– – – – –	–

* Abweichungen von der →Lautschrift des IPA
p̂ = pf, c = ts, š = ʃ, J = j.

Phonotaktik

Die Abfolge der Phoneme innerhalb eines Wortes ist nicht beliebig, sondern ist bestimmten phonotaktischen Regeln unterworfen. Die Reihenfolge und Kombinierbarkeit von Phonemen ist Gegenstand der *Phonotaktik*. Typische Silbenstrukturen im Deutschen sind: Konsonant-Vokal-Folgen (KV), Konsonant-Vokal-Konsonant-Folgen (KVK) oder KKVK -Folgen. Es können bis zu drei Konsonanten aufeinanderfolgen, z. B. in dem Wort „Strand" (KKKVKK). *Offene Silben* enden mit einem Vokal, *geschlossene Silben* enden mit einem Konsonanten (Bußmann, 1990). Jede Silbe besteht aus einem Silbenkern, i.d.R. einem Vokal oder einem Diphthong, welcher von einer Anfangs- und Endkonsonantenfolge, den Silbenrändern, begrenzt wird. Der Silbenkern weist ein Maximum an Sonorität (Stimmhaftigkeit) auf. Die Sonorität nimmt zum Silbenrand hin ab. In der Abbildung **3** ist der Aufbau einer Silbe am Beispiel des Wortes „Strand" dargestellt.

Intonation

Die *Intonation* setzt sich nach Fiukowski (1992) aus einem Komplex verschiedener *suprasegmentaler* bzw. *prosodischer* Mittel zusammen, welche lautübergreifend sind, d.h. sie beziehen sich auf größere Einheiten als Phoneme:
- Tonhöhenverlauf bzw. Sprechmelodie (Änderung des Grundtones)
- dynamischer Verlauf (Änderung der Lautheit)
- Sprechtempo
- Pausen
- Klangfarbe der Stimme

Mithilfe dieser Mittel kann eine Äußerung moduliert, gegliedert und akzentuiert werden. In der deutschen Sprache gilt der Tonhöhenverlauf als die wichtigste intonatorische Komponente. Er kennzeichnet beispielsweise, ob es sich um einen Frage-, oder um einen Aussagesatz handelt. Oftmals wirken mehrere der o.g. Parameter zusammen. Beispielsweise werden durch Veränderung von Melodie, Dynamik und Tempo *Wortakzente* (Betonungen) gesetzt (z. B. ′*Kaffee* (Getränk), *Kaf′ fee* (gastronomische Einrichtung)).

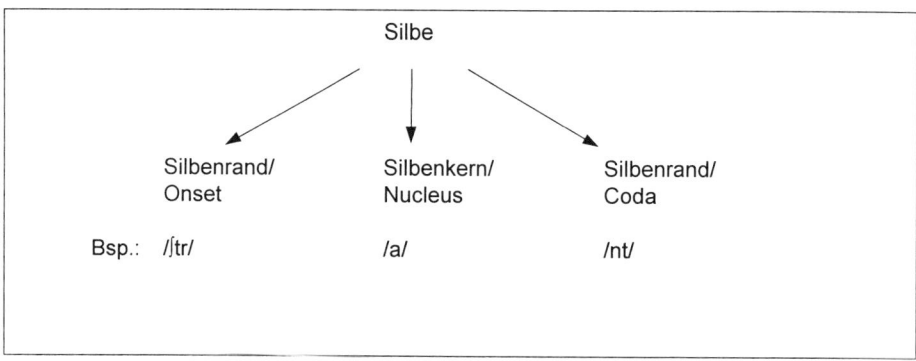

Abb. **3** Silbenaufbau bei dem Wort „Strand"

Phonologische Sprachverarbeitung

Zum besseren Verständnis phonologischer Störungen werden in diesem Kapitel die kognitiven Prozesse der phonologischen Sprachverarbeitung dargestellt. Zunächst werden die Vorgänge der phonologischen *Dekodierung* und *Enkodierung* beschrieben, anschließend werden die Lernprozesse, die während der Sprachentwicklung stattfinden erläutert. Mögliche Ursachen für phonologische Störungen werden daraus abgeleitet.

Dekodierung

Die *Dekodierung* bezeichnet den Prozess, der mit dem Wahrnehmen von Lauten oder Schriftzeichen beginnt und mit ihrem Verstehen endet. Dazu müssen zunächst die relevanten Einheiten, die Wörter, aus dem Sprachfluss herausgefiltert werden: „To recognize a word, one must know where it begins." (Levelt, 1993:8). Dieser Vorgang wird als Diskrimination oder Differenzierung bezeichnet. Er beruht auf der Fähigkeit, Ähnlichkeiten und Unterschiede zwischen auditiven Reizen zu erkennen. Dabei sind insbesondere die suprasegmentalen Merkmale, wie Betonungsmuster und Silbenstrukturen eines Wortes, von Bedeutung. Beispielsweise kommen bestimmte Lautkombinationen wie /pft/ im Deutschen nur im Wortauslaut vor. Sie markieren daher eindeutig das Ende eines Wortes.

Die Wort- bzw. Lautanalyse erfolgt, indem die akustisch-phonetischen Merkmale einer *phonologisch-lexikalischen Repräsentation* zugeordnet werden. In diesem Teil unseres Gedächtnisses sind Informationen über Lautmerkmale (plosiv, alveolar etc.), Silbenstrukturen (Mehrfachkonsonanz oder einfache Vokal-Konsonantfolgen) und prosodische Eigenschaften (z. B. Betonung) von Wörtern gespeichert (Butterworth, 1992) (Abb. 4). Der Zugriff auf dieses Wissen ermöglicht es uns, jeden Laut eines gehörten Wortes zu bestimmen und beispielsweise eine Aufgabe lösen, wie diese: „Mit welchem Buchstaben fängt das Wort ‚König' an?". Da die Analyse von Wörtern oder Lauten einen Zugriff auf die zugrundeliegende phonologisch-lexikalische Repräsentation erfordert, stellt sie im Vergleich zur Differenzierung, eine komplexere kognitive Leistung dar.

Enkodierung

„By the term 'phonological encoding' (henceforth PE), I shall mean those processes that intervene between ascertaining that there is a (single) word in the mental lexicon that can express the lexical intention or plan and the full phonetic description that realizes it." (Butterworth, 1992:262)

Die *Enkodierung* ist der komplementäre Vorgang zur Dekodierung. Sie umfasst verschiedene Prozesse, die mit der Intention ein bestimmtes Wort auszudrücken beginnen und mit der phonetischen Realisation dieses Wortes enden. Die phonologische Enkodierung wird am Beispiel des Wortproduktionsmodells von Butterworth (1992) beschrieben (Abb. **4**). Nach Butterworth erfordert die Enkodierung eines bekannten Wortes zunächst die Aktivierung einer phonologisch-lexikalischen Repräsentation (PLR). Das heißt, der semantischen Bedeutung eines Wortes werden entsprechende phonologisch-lexikalische Merkmale zugeordnet. Jeder Eintrag im *semantischen Lexikon* (hier sind die Bedeutungen von Wörtern repräsentiert) hat einen entsprechenden Partner in diesem phonologischen Lexikon. Die Ebenen sind über sogenannte phonologische Adressen verbunden. Die phonologischen Adressen werden von den semantischen Repräsentationen aktiviert und suchen dann die entsprechenden Einträge im phonologischen Lexikon. Die phonologisch-lexikalische Repräsentation enthält Informationen über die *Silbenstruktur*, die *Betonungsmuster* und den *Lautbestand* des Wortes. Butterworth nimmt an, dass diese Informationen in einer abstrakten, abgekürzten Form, getrennt voneinander repräsentiert sind.

Um diese Informationen zu entschlüsseln, bedarf es entsprechender Subsysteme die unter anderem Informationen über die phonologischen Regeln einer Sprache enthalten (z. B. Auslautverhärtung im Deutschen). Eine Reihe von Prozessen überträgt die Information von der PLR in ein Speichersystem („Phonemischer Buffer"), wo die Silbenstrukturen und die prosodischen Merkmale eines Wortes repräsentiert sind. Auf dieser Ebene wird die Reihenfolge und Betonung von Lauten festgelegt. Die Information ist dann soweit spezifiziert, dass sie an das artikulatorische System weitergeleitet werden kann. Die gesamte Informationsverarbeitung wird von Kontrollsystemen überprüft.

Störungen der Enkodierung können nach Butterworth auf einer fehlerhaften bzw. unvollständigen phonologischen Repräsentation beruhen oder auf Störungen bei der Übertragung, Kontrolle bzw. Speicherung von Informationen. Um zwischen Störungen der PLR und solchen der Übertragung zu unterscheiden, ist relevant, ob es bei bestimmten Wörtern immer zu gleichen Fehlrealisationen kommt, oder nicht. Sind die Fehler inkonstanter Art, kann, so Butterworth, davon ausgegangen werden, dass die phonologisch-lexikalischen Repräsentationen intakt sind. Es liegt demnach eher ein Problem der Übertragung vor. Das heißt, dass die Informationen über die Segmente, deren Betonungen bzw. Silbenstrukturen nicht vollständig enkodiert werden können oder falsch gelesen werden. Nach Butterworth treten eher Fehler bei unbetonten, denn bei betonten Silben auf. Störungen auf der Ebene der Artikulation liegen zum Beispiel dann vor, wenn Patienten Schwierigkeiten bei der Ausführung koartikulatorischer Bewegungen haben. In diesem Fall würden Assimilationsprozesse auftreten.

Obwohl diese Annahmen auf aphasische Patienten zutreffen, sind ähnliche Störungen auch bei Kindern denkbar. Konstante phonologische Lautersetzungen wären demnach auf eine lückenhafte oder diffuse PLR zurückzuführen. Inkonstante Fehlbildungen würden eher auf Probleme bei der Übertragung und Kontrolle von Informationen hinweisen. Bei artikulatorischen Fehlbildungen, wie z. B. dem Sigmatismus interdentalis, wäre hingegen die Ebene der sprechmotorischen Ausführung betroffen.

Da sich Sprachverarbeitungsprozesse bei Kindern noch in der Reifungsphase befinden, ist eine Übertragung der Annahmen Butterworths jedoch nicht unproblematisch.

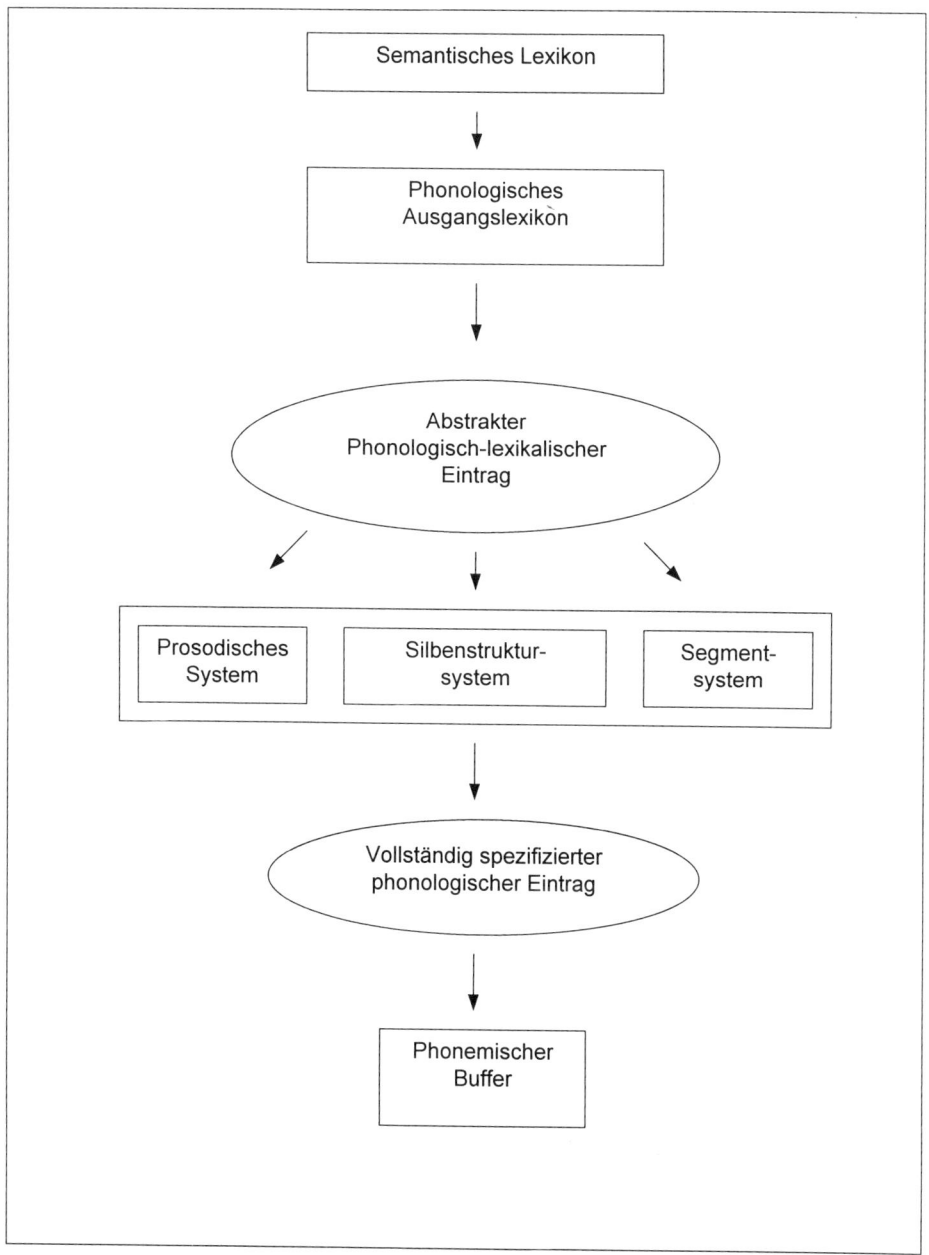

Abb. 4 Modell der phonologischen Enkodierung von Butterworth (1992)

Lernprozesse der Sprachverarbeitung

Es wird angenommen, dass die phonologisch-lexikalische Repräsentation bei Kindern zu Beginn des Spracherwerbs noch nicht der von Erwachsenen entspricht (Hewlett, 1990). Der Entwicklungsprozess ist durch eine zunehmende Differenzierung und Koordination perzeptiver und produktiver Fähigkeiten gekennzeichnet. Aufgrund der Tatsache, dass sich die perzeptuelle Differenzierungsfähigkeit bei Kindern schneller entwickelt als das entsprechende Produktionsvermögen, werden *zwei Formen der phonologisch-lexikalischen Repräsentation unterschieden*: eine perzeptionsgeleitete Repräsentation, welche die vom Kind wahrgenommenen Merkmale der Sprache enthält, und eine zweite Repräsentation, die der Lautproduktion zugrunde liegt (Linell, 1979; Waterson, 1981; Dannenbauer & Kotten-Sederqvist, 1987). Diese Systeme werden auch als **Input-** und **Output-Lexikon** bezeichnet (Hewlett, 1990). Ein Beispiel für die unterschiedlichen perzeptiven und produktiven Fähigkeiten von Kindern ist das „Fis-Phänomen" (vgl. Crystal, 1992):

> Ein Beobachter unterhielt sich mit einem Kind, das seinen aufgeblasenen Fisch *Fis* nannte. Die Aussprache des Kindes nachahmend, fragte er: „Ist das dein *Fis*?". „Nein", antwortete das Kind, „mein *Fis*." Das Kind wies die Nachahmung des Erwachsenen solange zurück, bis dieser sagte: „Das ist also dein Fisch." „Ja," antwortete das Kind, „mein *Fis*" (Berko & Brown, 1960).

Wenn ein Kind auditiv zwischen /fis/ und /fiʃ/ unterscheiden kann, verfügt es über unterschiedliche Repräsentationen in seinem Input-Lexikon. Kann es jedoch lediglich /fis/ produzieren, ist anzunehmen, dass in seinem Output-Lexikon nur diese Wortform gespeichert ist, d.h. der Unterschied zwischen /fis/ und /fiʃ/ besteht hier nicht mehr. Es wird vermutet, dass die Neutralisation von phonologischen Kontrasten dann entsteht, wenn unterschiedliche perzeptuelle Merkmale durch sogenannte *phonologische Prozesse* (vgl. S. 17, 23) auf identische phonetische Repräsentationen im Output-Lexikon übertragen werden (Hewlett, 1990). In dem o.g. Beispiel würde das Merkmal „postalveolar" des Lautes /ʃ/ auf das produktionsgeleitete Merkmal „alveolar" des Lautes /s/ übertragen. Es handelt sich demnach um den phonologischen Prozess der Alveolarisierung.

Das Sprachproduktionsmodell von Hewlett

Das Sprachproduktionsmodell von Hewlett (1990) beschreibt Prozesse der **phonologischen Wortverarbeitung** und der **phonetischen Produktion** (Abb. 5).

Auf der Grundlage dieses Modells werden nun die Zusammenhänge zwischen den Ebenen der phonologisch-lexikalischen Repräsentation und der motorischen Bewegungsplanung und -ausführung verdeutlicht. Hewlett unterscheidet auf **phonologisch-lexikalischer Ebene** drei Repräsentationssysteme:
- ein Input-Lexikon mit den perzeptionsgeleiteten Merkmalen,
- ein Output-Lexikon mit den produktionsgeleiteten Merkmalen sowie
- einen zwischengeschalteten „Motor Programmer", der einen motorischen Plan für die Produktion unbekannter Wörter auf der Grundlage von Informationen aus dem Input-Lexikon erstellt.

Eine weitere Ebene besteht aus dem **motorischen Verarbeitungssystem** („Motor Processing"), welches Informationen über die konkreten Bewegungsabfolgen („artikulatorische Gesten") sowie über die prosodischen Merkmale eines Wortes enthält. Das motorische Verarbeitungssystem wird in eine Silben- und eine Lautebene unterteilt, da Hewlett davon ausgeht, dass die motorische Verarbeitung bei Kindern zunächst vor allem auf Silbenebene stattfindet und später zunehmend auf segmenteller Ebene[1]. Damit soll der Einfluss des phonetischen Kontextes auf die Sprachproduktion verdeutlicht werden. Als Beispiel nennt Hewlett assimilatorische Prozesse, wie die Angleichung zweier Konsonanten, die häufig bei Kindern beobachtet wird.

Eine dritte Ebene betrifft die **Bewegungsausführung**, wobei zwischen „Motor Execution" und „Vocal Tract" unterschieden wird. Die Unterscheidung zwischen dem motorischen Verarbeitungssystem und der Bewegungsausführung („Motor Execution") erlaubt die Differenzierung von dyspraktischen und dysarthrischen Störungen. Die unterste Ebene „vocal Tract", bezieht sich auf das orofaziale System: Die konkreten (mund)motorischen Bewegungen können z. B. durch organische Veränderungen wie Lippen-Kiefer-Gaumenspalten beeinträchtigt sein.

Um Lernprozesse zu beschreiben, unterscheidet Hewlett zwei Verarbeitungswege: a) eine *automatische Route* direkt vom Output Lexikon, und b) eine *langsame Route* vom Input Lexikon, über den „Motor Programmer".

Bei unbekannten Wörtern erfolgt die Verarbeitung über die langsamere Route: der „Motor Programmer" erhält die Informationen über die perzeptionsgeleiteten Merkmale eines Wortes direkt vom Input-Lexikon und erstellt einen motorischen Plan für die Produktion dieses Wortes. Die Informationen werden einerseits zum motorischen Verarbeitungssystem weitergeleitet, andererseits dienen sie als Grundlage für Übertragungsregeln („mapping rules"), welche zwischen dem Input-Lexikon und dem Output-Lexikon wirken. So erhält das Output-Lexikon die nötigen Informationen über die motorischen Bewegungsmuster eines Wortes. Bei einer erneuten Verarbeitung dieses Wortes können die Informationen direkt vom Output-Lexikon an das motorische Verarbeitungssystem weitergeleitet werden. Das heißt, die Verarbeitung über den „Motor Programmer" ermöglicht die Produktion neuer Wörter, während die Verarbeitung über das Output-Lexikon bei bekannten Bewegungsmustern erfolgt. Dadurch wird die Sprachverarbeitung zunehmend automatisiert.

---

[1] Aufgrund der Tatsache, dass artikulatorische Gesten, und nicht etwa Einzellaute artikuliert werden, ist m.E. fraglich, ob bei der motorischen Verarbeitung überhaupt eine segmentale Ebene notwendig ist.

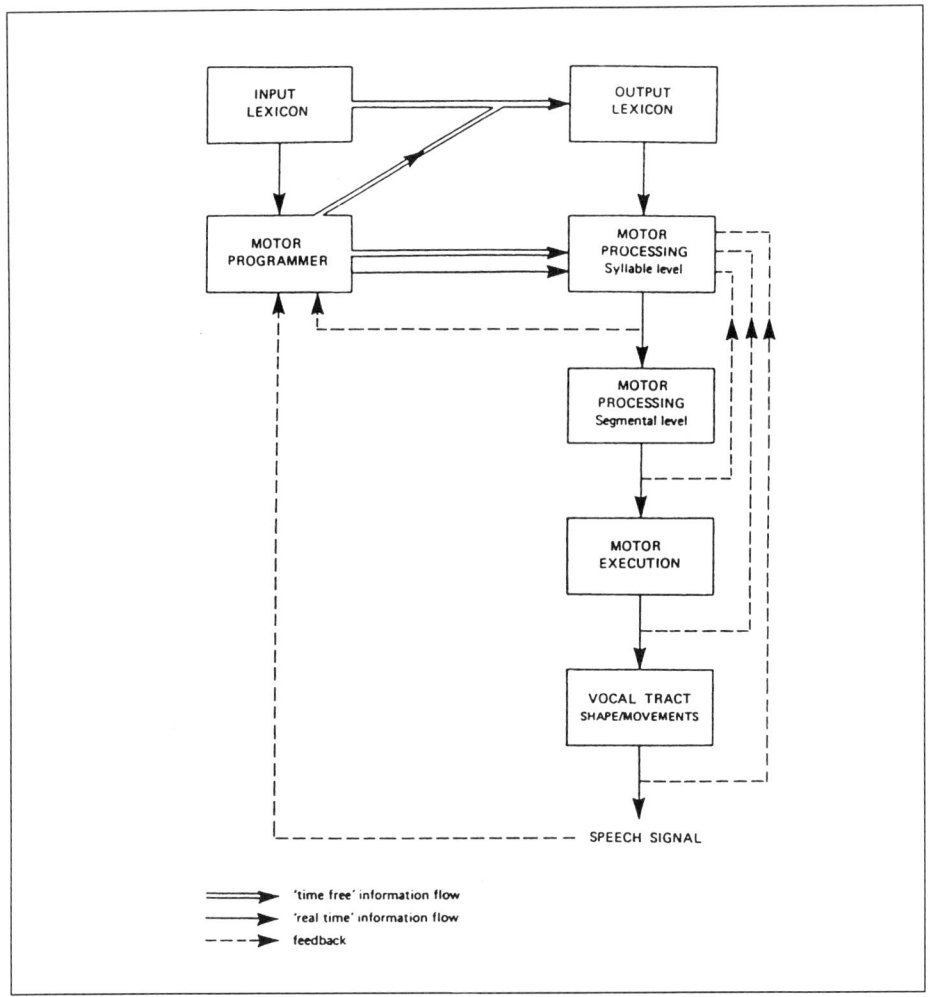

Abb. 5 Das Sprachproduktionsmodell von Hewlett (1990)

Kontrollprozesse

Die Lernprozesse der Sprachverarbeitung sind durch eine mehrmalige Überarbeitung und Korrektur fehlerhafter Bewegungsmuster gekennzeichnet („try and error"). Hewlett unterscheidet zwei Formen der Korrektur: Eine automatische Korrektur, welche innerhalb des motorischen Verarbeitungssystems stattfindet und eine zweite Korrektur, die auf phonologisch-lexikalischer Ebene, im „Motor Programmer" erfolgt. Die erste Korrekturform stellt eine Anpassung an Veränderungen der Artikulationsorgane dar, z. B. bei einer Veränderung der Zahnstellung. Ein weiteres Beispiel für diese kontextsensitive Kompensation, ist die Fähigkeit, auch bei vollem Mund sprechen zu können. Sie ist allerdings begrenzt, da sie nur im Rahmen der im Output-Lexikon gespeicherten Bewegungsprogramme erfolgen kann. Eine Veränderung, bzw. Überarbeitung von (fehlerhaften) motorischen Programmen findet hingegen im „Motor Programmer" statt.

Derartige Korrekturen erfolgen nicht spontan, sondern erfordern entsprechende Rückmeldungen von einer anderen Person:

> „Once a non-adult lexical representation has become established in the Output Lexicon, the motivation for later revising it must come from an awareness, through intrapersonal feedback, of the discrepancy, together with some kind of experience of conflict over that discrepancy." (Hewlett, 1990:32ff)

Eine Störung auf tieferen Ebenen, zum Beispiel ein Sigmatismus, kann durch Veränderungen auf höheren Ebenen korrigiert werden. Umgekehrt ist dies allerdings nicht der Fall, das heißt, fehlerhafte Bewegungsprogramme können nicht durch Veränderungen auf der Ebene der sprechmotorischen Ausführung beeinflusst werden. Hewlett nennt folgendes Beispiel: die Bildung eines pharyngealen Frikativlautes, bei Kindern mit Lippen-Kiefer-Gaumen-Spalten, stellt nicht nur eine Anpassung artikulatorischer Bewegungen dar, sondern dieses Bewegungsmuster ist auch auf höherer Ebene, im Output Lexikon spezifiziert. Damit würde erklärt, warum diese Lautbildung auch noch nach einer Operation der LKG-Spalte persistiert. Hewlett nennt folgende Voraussetzungen für eine erneute Überarbeitung eines fehlerhaften Bewegungsmusters:
- Das Kind muss sich der inkorrekten Produktion bewusst sein.
- Es muss den Wunsch haben, diese zu ändern.
- Es muss ein Wissen über die korrekten artikulatorischen Bewegungen haben (z. B. dass bei /l/ die Zunge an den Alveolen liegt).
- Das Kind muss über angemessene sprechmotorische Fähigkeiten verfügen.

Erklärungsmöglichkeiten für Phänomene der Sprachentwicklung

Anhand der beschriebenen Sprachverarbeitungsmodelle können Hypothesen über zugrundeliegende Ursachen von Aussprachestörungen abgeleitet werden. Das Modell der phonologischen Enkodierung von Butterworth (1992) zeigt, dass wir über ein abstraktes linguistisches Wissen verfügen, welches die Prozesse der Perzeption und Produktion maßgeblich steuert. Nach Butterworth kann dieses Wissen u.a. bei aphasischen Patienten unvollständig bzw. fehlerhaft sein. Als Folge wären dann eher konstante lautliche Fehlrealisationen zu erwarten. Eine mögliche Ursache für eine unvollständige bzw. fehlerhafte semantisch-lexikalische Repräsentation könnten Schwierigkeiten im Bereich der Dekodierung, insbesondere der Differenzierung und Analyse sprachlicher Informationen, sein. Inkonstante Fehler seien hingegen auf Schwierigkeiten bei der Übertragung, Kontrolle und Speicherung von Informationen zurückzuführen.

Gathercole und Baddeley (1993) vermuten, dass Aussprachestörungen bei Kindern durch Beeinträchtigungen bei der auditiven Speicherung von Informationen verursacht werden. Sie verglichen die Fähigkeiten des phonologischen Arbeitsgedächtnisses bei Kindern mit Sprachstörungen und bei sprachunauffälligen Kindern. Dabei zeigten die sprachgestörten Kinder schlechtere Leistungen bei der Wiederholung von Nonsenswörtern als die Kontrollgruppe. Die Autoren folgern, dass Störungen im phonologischen Arbeitsgedächtnis einen Einfluss auf die sprachlichen Fähigkeiten von Kindern haben.

Hewlett (1990) nimmt hingegen an, dass fehlerhafte Lautproduktionen auf Schwierigkeiten bei der Planung, Übertragung bzw. Kontrolle von motorischen Programmen beruhen. Wenn Kinder beispielsweise bestimmte Wörter oder Laute vermeiden, könne das daran liegen, dass sie noch keine passenden motorischen Programme planen können. Sie verfügen daher nicht über entsprechende Regeln, welche die „Input-Informationen" ins „Output-Lexikon" übertragen. In anderen Fällen werden unterschiedliche perzeptionsgeleitete Merkmale auf identische Merkmale im „Output-Lexikon" übertragen. Aufgrund fehlerhafter Übertragungsregeln kommt es zu einer Aufhebung von Lautkontrasten (z. B. werden die Merkmale „velar" und „alveolar" auf das Merkmal „alveolar" reduziert: /k/ und /t/ → /t/). Ferner könnten auch mangelhafte Kontrollprozesse für die persistierenden fehlerhaften Lautproduktionen verantwortlich sein, d.h. eine automatische Überarbeitung der eigenen Äußerungen findet nicht statt.

Die beschriebenen Sprachverarbeitungsvorgänge beziehen sich lediglich auf den phonetisch-phonologischen Bereich. Im Sinne eines „Top-Down" bzw. „Bottom-up" – Modells bestehen jedoch enge Beziehungen zwischen der phonetisch-phonologischen, der semantisch-lexikalischen und der morphologisch-syntaktischen Ebene. Dementsprechend könnte die gleichzeitige Verarbeitung komplexerer sprachlicher Informationen aufgrund einer begrenzten Enkodierungskapazität zu Beeinträchtigungen in den verschiedenen linguistischen Bereichen führen. Dadurch ließe sich erklären, warum beispielsweise phonetisch-phonologische Auffälligkeiten bei grammatikalisch komplexeren Äußerungen zunehmen können (u.a. Panagos et al., 1979; Schwartz et al., 1980).

Bei den genannten Sprachverarbeitungsmodellen handelt es sich um theoretische Konstrukte. Die Annahmen können letztlich nur im Rahmen einer individuellen und differenzierten Befunderhebung interpretiert werden.

Der Lautspracherwerb beim Kind

Theorien der phonologischen Entwicklung

Die phonologische Entwicklung wurde auf der Grundlage verschiedener Theorien beschrieben. Dabei werden entweder physiologische, lerntheoretische, universale oder kognitive Faktoren als bestimmend für den Lauterwerb hervorgehoben. Besondere Beachtung haben die Theorie von Jakobson (1969), die „Natürliche Phonologie" von Stampe (1979) sowie der kognitivistische und interaktionistische Erklärungsansatz von Macken und Ferguson (1983) gefunden (vgl. Romonath, 1991).

Theorien der sprachlichen Universalien

Bei diesen Theorien wird davon ausgegangen, dass Lauterwerb einer universellen Ordnung folgt (u.a. Jakobson, 1969; Stampe, 1979). In seinem Werk „Kindersprache, Aphasie und allgemeine Lautgesetze", hat Jakobson (1969) die phonologische Sprachentwicklung erstmalig anhand linguistischer Universalien beschrieben. Jakobson unterscheidet zwei Phasen der Lautentwicklung: erstens die *vorsprachliche Phase* (Lallperiode), in der die kindlichen Äußerungen noch keinerlei Systematik aufweisen und zweitens der *Sprachlauterwerb*, welcher universellen Gesetzmäßigkeiten unterliegt. In dieser zweiten Phase findet die eigentliche phonologische Entwicklung statt. Sie ist, so Jakobson, von einer *universellen* und *irreversiblen* Reihenfolge im Erwerb distinktiver Oppositionen geprägt. Sie „...gehorcht dem Grundsatz des maximalen Kontrastes und schreitet vom Einfachen und Ungegliederten zum Abgestuften und Differenzierten vor." (Jakobson, 1969:93). Danach werden nicht einzelne Laute, sondern Lautoppositionen erworben. Zunächst wird die Oppositionen „vokalisch/nicht-vokalisch" entdeckt. Dann erfolgt die Aufspaltung innerhalb der Konsonanten nacheinander in „nasal/ oral" (z. B.: „Mama" versus „Papa"), „labial/alveolar", „plosiv/frikativ" und später in „alveolar/velar" sowie „alveolar/postalveolar". Der Erwerb distinktiver Merkmale ist in der Abbildung **6** dargestellt.

Nach Jakobson besteht eine Übereinstimmung zwischen der zeitlichen Reihenfolge dieser Erwerbungen beim Kind und den *allgemeinen Gesetzen der einseitigen Fundierung*, welche in allen Völkersprachen bestimmend sind. D. h., der Erwerb bestimmter Laute setzt den Erwerb anderer Laute voraus. Nach Jakobson setzt der Erwerb der Engelaute (Frikative) den der Verschlusslaute (Plosive) in der Kindersprache voraus: ein Kind erwirbt die Verschlusslaute vor den Engelauten. Entsprechend gibt es keine Sprache, in welcher die ersten nicht bestehen, ohne dass auch die letzteren vorhanden sind. Ebenso setzt der Erwerb der hinteren Konsonanten den der vorderen Konsonanten voraus. Folglich kann eine Sprache nur hintere Konsonanten beinhalten, wenn sie auch vordere Laute enthält. Umgekehrt gibt es jedoch einige Sprachen mit vorderen Lauten, z. B. mit Labialen und Dentalen, aber ohne hintere Konsonanten.

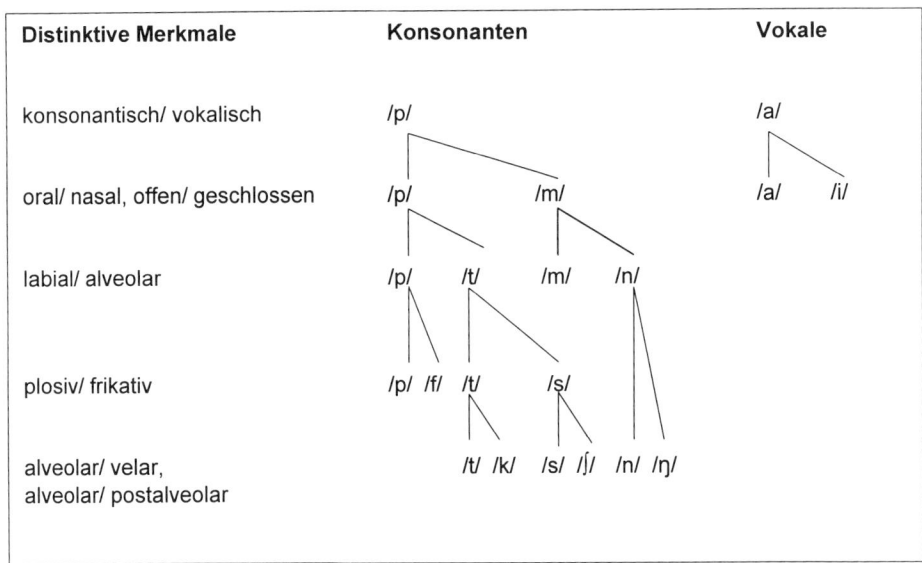

Abb. 6 Erwerb distinktiver Merkmale (vgl. Hacker & Weiß, 1986)

Als dritte Gesetzmäßigkeit nennt Jakobson den Erwerb von Affrikaten, welcher in der kindlichen Lautentwicklung erst nach dem Erwerb von Engelauten derselben Reihe erfolgt (z. B. wird /f/ vor der entsprechenden Affrikate /pf/ erworben). Ebenfalls kommen Affrikaten in verschiedenen Völkersprachen nur dann vor, wenn es entsprechende Engelaute aus derselben Reihe gibt (z. B. impliziert das Gegensatzpaar /t/-/ts/ das Bestehen des Phonems /s/).

Ähnliche Regelmäßigkeiten bestimmen auch den Erwerb von Vokalen. Laut Jakobson setzt beispielsweise der Erwerb der gerundeten Vokale den der ungerundeten voraus (d.h. die Vokale /i/ und /e/ werden vor /u/ und /o/ erworben). Entsprechend gibt es viele Völkersprachen, welche ein /e/ beinhalten, ohne das Phonem /o/ zu kennen.

Die theoretischen Annahmen Jakobsons konnten zum Teil durch empirische Studien bestätigt werden (Velten, 1943). Es wurde jedoch u.a. von Vihman (1996) kritisch angemerkt, dass Jakobson nicht alle phonologischen Merkmale berücksichtigt habe, wie z. B. die Stimmgebung. Außerdem habe er die Tatsache vernachlässigt, dass Laute innerhalb lexikalischer Einheiten erworben werden und daher bestimmte Laute zunächst in bestimmten Wortpositionen auftreten. So konnte für das Englische nachgewiesen werden, dass Reibelaute i.d.R. zunächst im Wortauslaut und Verschlusslaute im Wortanlaut erworben werden. Andere Autoren (u.a. Macken, 1980; Goad & Ingram, 1988) kritisierten, dass derartige Gesetzmäßigkeiten in der Realität aufgrund individueller Unterschiede im kindlichen Lauterwerb nicht in dieser reinen Form vorkämen.

Ebenso wie Jakobson nimmt auch Stampe (1979) universelle Gesetzmäßigkeiten innerhalb des Spracherwerbs an. Die phonologische Entwicklung wird dabei als eine allmähliche Überwindung physiologisch bedingter und universell gültiger *phonologischer Prozesse* verstanden. Stampe definiert phonologische Prozesse als mentale Operationen, die zu einer Veränderung von einzelnen Lauten, Lautklassen oder Lautstrukturen führen. Ziel dieser Prozesse ist eine Vereinfachung der Sprachproduktion:

> „A phonological process is a mental operation that applies in speech to substitute, for a class of sounds or sound sequences presenting a specific common difficulty to the speech capacity of the individual, an alternative class identical but lacking the difficult properties." (Stampe, 1979:9)

Er geht davon aus, dass die kindliche Lautproduktion zunächst durch eine Vielzahl ungeordneter phonologischer Prozesse gekennzeichnet ist, die eine fast vollständige Neutralisation phonologischer Oppositionen bewirken. Jede neue phonologische Opposition, die das Kind lernt, führt zu einer fortschreitenden Unterdrückung, Begrenzung und Ordnung von angeborenen Prozessen.

Diese Theorie bildet die Grundlage der *phonologischen Prozessanalyse*, die zur Beschreibung und Erfassung phonologischer Störungen verwendet wird, u.a. von Grunwell (1987) und Dean, Howell, Hill & Waters (1990).

Kognitivistische und interaktionistische Erklärungsansätze

Gegenüber universalistischen Theorien stellen kognitivistische (Ferguson & Farwell, 1975; Macken & Ferguson, 1983) und interaktionistische Erklärungsansätze („interactionist-discovery theory') (Menn, 1976; Kiparsky & Menn, 1977) die Individualität und Variation kindlicher Äußerungen in den Vordergrund. Sie nehmen gleichsam eine aktive Rolle des Kindes innerhalb der Sprachentwicklung an. Als bestimmend für den Spracherwerb werden auditive, sprechmotorische sowie kognitive Fähigkeiten angesehen. Als Merkmale einer aktiven Auseinandersetzung mit Sprache werden die *Selektivität* und *Kreativität* des Kindes genannt sowie die Fähigkeit zur *Hypothesenbildung*. Die Selektivität bezieht sich auf die Auswahl bzw. Vermeidung bestimmter Wörter. Die Kreativität kennzeichnet die Anwendung individueller, kindspezifischer Lautmuster, und die Hypothesenbildung betrifft das Lernen durch „Versuch und Irrtum". Während der phonologischen Entwicklung entdeckt das Kind Ähnlichkeiten zwischen Lauten und Lautklassen und beginnt, entsprechende Regeln aufzustellen:

> „At some point the child begins to recognize similarities between classes of sounds and sounds in combination, and to construct rules for relating similar sounds and word shapes and to formulate rules that solve the pronunciation difficulties that are encountered. That the process is not automatic can be shown in the variable experimentation forms that the children produce as they search for a solution and in the range and diversity of (different children's) solutions."
> (Kiparsky & Menn, 1977:273)

Anhand der Ausführungen lassen sich folgende relevante Merkmale der phonologischen Entwicklung hervorheben:
- Der Spracherwerb ist ein aktiver Lernprozess, der durch Selektivität, Kreativität und Hypothesenbildung gekennzeichnet ist.
- Der Lauterwerb erfolgt nicht linear, sondern ist vielmehr eine graduelle Annäherung an eine Zielform. Dabei lassen sich gewisse Gesetzmäßigkeiten beobachten.
- Die kindlichen Lautäußerungen sind sowohl durch individuelle als auch durch universelle Merkmale gekennzeichnet. Sie sind physiologischen und kognitiven Beschränkungen unterworfen.

Verlauf des Lautspracherwerbs

Im Laufe seiner Lautsprachentwicklung lernt ein Kind einerseits, immer feinere Lautunterschiede z. B. zwischen klangähnlichen Lauten, wie „s" und „sch" auditiv zu differenzieren. Andererseits lernt es die entsprechenden Artikulationsbewegungen auszuführen. Es ist dabei insbesondere auf verlässliche Rückmeldungen seiner auditiven und taktil-kinästhetischen Wahrnehmungsorgane angewiesen. Gleichzeitig baut es ein Wissen über die zu einem Wort gehörenden Phoneme, Silbenstrukturen und Betonungsmuster auf (*phonologisch-lexikalische Repräsentation*). Dementsprechend können drei verschiedene Dimensionen der Sprachentwicklung unterschieden werden (Dannenbauer, 1996):

- eine Ebene der Wahrnehmung (*rezeptive Dimension*)
- eine Ebene der Motorik (*expressive Dimension*)
- eine *kognitive Ebene*

Wie bereits im vorangegangenen Kapitel beschrieben, steuert das kognitive Wissen maßgeblich die Prozesse der Perzeption und der Produktion. Die Abbildung 7 verdeutlicht die Beziehungen zwischen Rezeption, Expression und innerer Repräsentation.

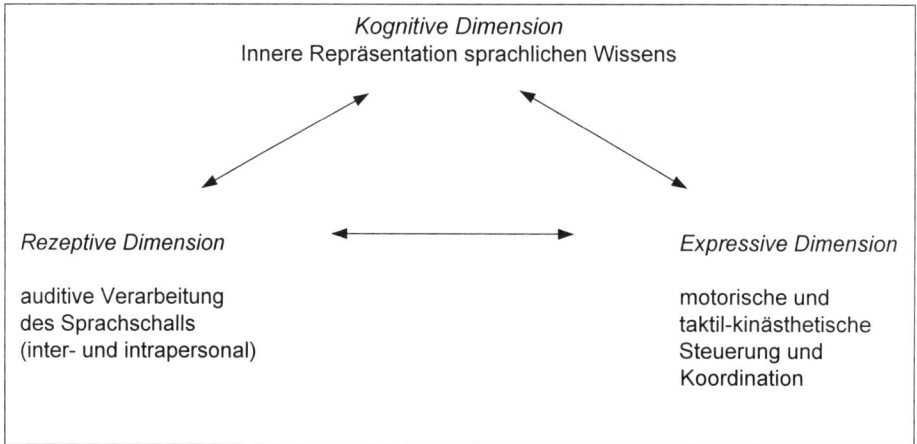

Abb. 7 Dimensionen der Sprachentwicklung beim Kind (Dannenbauer, 1996)

Rezeptive Fähigkeiten

Im folgenden wird der kindliche Lautspracherwerb, getrennt nach rezeptiven und expressiven Fähigkeiten beschrieben. Der Schwerpunkt liegt dabei auf der Darstellung der phonologischen Entwicklung.

Die Fähigkeit, Sprachlaute zu unterscheiden, wird bereits im ersten Lebensjahr erworben. Im Alter von etwa vier Monaten sind Kinder in der Lage, Vokale und Konsonanten sowie Intonationsmuster auditiv zu differenzieren (z. B. /ba/ versus /ga/). Dabei wird dem Laut jedoch noch keine Bedeutung zugewiesen. Bedeutungstragend sind zunächst die prosodischen Merkmale einer Äußerung, wie Intonation und Rhythmus:

> „The unique phonemic features of the initial period in child speech development correspond to the unique semantic features... it is not the phoneme (a phonetic unit of speech) but the intonation, the rhythm, and later a general sound picture of words which bear a semantic load at this stage." (Ingram, 1989:186)

Hacker (1999) führt das Beispiel eines 11 Monate alten Jungen an, welcher auf „kippe-kippe" in gleicher Weise reagiert wie auf „bitte-bitte". Dieses Kind scheint lediglich die prosodischen Merkmale, jedoch nicht die unterschiedlichen Anfangslaute dieser Äußerungen wahrzunehmen. Die Fähigkeit, eine Verbindung zwischen dem Laut und seiner Bedeutung herzustellen, und z. B. den Wörtern „Tanne" und „Kanne" entsprechende Gegenstände zuzuordnen, wird erst im zweiten Lebensjahr erworben (vgl. Ingram, 1986). Es gibt allerdings keine genauen Aussagen darüber, ab welchem Alter bestimmte lautliche Oppositionen unterschieden werden können. Hierbei spielen unter anderem Faktoren wie die Vertrautheit des Wortes oder die Position des Lautes im Wort eine Rolle. Barton (1978) untersuchte die perzeptiven Fähigkeiten von Kindern im Alter zwischen 2;3 und 2;11 Jahren. Er konnte aufzeigen, dass seine Probanden Schwierigkeiten hatten, auditiv zwischen den Wörtern „frog" und „frock" zu unterscheiden. Allerdings war den meisten Kindern lediglich eines dieser beiden Wörter bekannt. Demgegenüber gelang es ihnen, zwischen den, ihnen bekannten Wörtern „bag" und „back" zu unterscheiden. Da es sich in beiden Beispielen um den gleichen phonologischen Kontrast (/g/ versus /k/) handelt, muss davon ausgegangen werden, dass diese Kinder ihre auditive Wahrnehmung an ihrem semantischen Wissen orientierten. Sie hatten jedoch noch kein verlässliches phonologisches Wissen über das Merkmal „Stimmhaftigkeit" (Stackhouse & Wells, 1997). In der Regel sind Kinder in der Fremdwahrnehmung sicherer, als in der Eigenwahrnehmung. Ein Beispiel hierfür ist das im vorangegangenen Kapitel beschriebene „Fis-Phänomen".

Es wird angenommen, dass sich die Perzeptionsentwicklung weitgehend innerhalb der ersten vier Lebensjahre in Wechselwirkung mit der Entwicklung der produktiven Fähigkeiten vollzieht, wobei die Perzeption der Produktion leicht vorausgeht (Ingram, 1986).

Expressive Fähigkeiten

Vorsprachliches Stadium

Das vorsprachliche Stadium umfasst das erste Lebensjahr. Der Begriff „vorsprachlich" impliziert, dass die ersten kindlichen Äußerungen noch keine stabilen Beziehungen zwischen der Lautstruktur und der Bedeutung eines Wortes aufweisen (Yavaş, 1998).

Der erste Lebensmonat wird als **Schreiperiode** bezeichnet und ist charakterisiert durch reflexartige Vokalisationen, die Ausdruck elementarer Bedürfnisse, wie Hunger, Schlaf etc. sind. In der sogenannten **Gurrperiode**, zwischen dem ersten und vierten Monat, überwiegen velare Laute, die oftmals in Verbindung mit zentralen Vokalen, wie /a/ und /ə/ produziert werden. Die **erste Lallperiode** umfasst den Zeitraum zwischen dem vierten und sechsten Lebensmonat. Hierbei überwiegen zunächst vokalische Lautproduktionen (im Verhältnis 4,5 Vokale : 1 Konsonanten) (vgl. Romonath, 1994). Allmählich findet jedoch eine Angleichung von vokalischen und konsonantischen

Anteilen statt und das Kind produziert eine große Vielfalt an Konsonanten, auch solche, die nicht zu seiner Muttersprache gehören. In der **zweiten Lallperiode**, zwischen dem sechsten und neunten Lebensmonat, dominieren silbische Elemente, zumeist einfache Konsonant-Vokalfolgen, z. B. [dada]. Im Unterschied zur ersten Lallperiode ahmt das Kind nun zunehmend Laute und Lautfolgen aus seiner Umgebung nach. Die Äußerungen weisen bereits die für die Muttersprache typischen lautlichen und prosodischen Merkmale auf. Vermehrt werden nun vordere Konsonanten, wie [t] und [d] verwendet. Bei den Vokalen findet eine Verlagerung von zentral nach peripher statt. Am Ende des ersten Lebensjahres überwiegen Vorderzungenvokale gegenüber Hinterzungenvokalen und ungerundete gegenüber gerundeten (Boysson-Bordies et al. 1989). Unabhängig von der zu erwerbenden Sprache werden vor allem Plosive und Nasale produziert. Frikative und Liquide werden hingegen zunächst vermieden (Locke, 1983). Gegen Ende des ersten Lebensjahres werden die Silbenfolgen variationsreicher, indem verschiedene Konsonanten und Vokale miteinander kombiniert werden, z. B. [dabedabe].

Erste Wörter

In der Phase zwischen 1;0 und 1;6 Jahren stehen *lexikalische Einheiten* im Vordergrund (Ferguson & Farwell, 1975). Sie weisen noch keine systematische Gliederung einzelner Segmente auf und sind durch ein hohes Maß an Instabilität und Variation gekennzeichnet. Yavaş (1998) beschreibt ein Kind, welches ein und dasselbe Wort „daddy" unterschiedlich realisiert, indem es [da] bzw. [ba] äußert. Die Realisierung eines Lautes kann von Wort zu Wort oder innerhalb eines Wortes variieren, wobei es auch zu Übergeneralisierungen von Lauten kommt. Während die Lautstruktur bei einigen Wörtern relativ stabil ist, werden andere Wörter mehr oder weniger stark verändert. Im allgemeinen überwiegen einfache Silbenstrukturen mit Konsonant-Vokalfolgen (KV) oder KVKV-Verbindungen, z. B. [da], [ga], [mama], [tata]. Bei den ersten Wortproduktionen werden vor allem solche Laute verwendet, die auch innerhalb der letzten Lallperiode dominieren, wie Nasale oder vordere Verschlusslaute. Bei den Vokalen werden neben dem Zentralvokal /a/ auch vordere und hintere Vokale wie /i/ und /u/ produziert (Yavaş, 1998; Hacker, 1999). Ein weiteres Merkmal dieser Phase ist die *Selektion* bzw. *Vermeidung* von Wörtern. Das heisst, Kinder wählen insbesondere solche Wörter aus, die ihren perzeptiven bzw. motorischen Fähigkeiten entsprechen, und vermeiden z. B. Wörter mit komplexen Silbenstrukturen.

Erwerb des phonologischen Systems

Die Phase zwischen 18 Monaten und vier Jahren ist durch einen enormen Wortschatzzuwachs und durch die Verwendung von Mehr-Wort-Äußerungen gekennzeichnet. Sie geht mit einer Erweiterung des Lautinventars und einem Regelerwerb der Lautproduktion einher.

In welchem Alter bestimmte Laute bzw. Lautgruppen erworben werden, ist Gegenstand verschiedener empirischer Untersuchungen (u.a. Grohnfeldt, 1980; Romonath, 1991, 1994; Fox & Dodd, 1999). Die Ergebnisse sind jedoch nur bedingt vergleichbar, da den Studien unterschiedliche Untersuchungsmaterialien (z. B. Bildbenennung oder zusammenhängende Rede) und -kriterien zu Grunde liegen („gilt ein Laut bereits dann als erworben, wenn er lediglich einmal in einer bestimmten Wortposition geäußert wurde?") (Yavaş, 1998). Grohnfeldt (1980) hat die Lautbildungsfähigkeit von insgesamt 319 Kindern im Alter von drei bis sechs Jahren anhand des Stammler-Prüfbogens (Metzger, 1979) überprüft. Seine Ergebnisse stimmen mit den Hypothesen Jakobsons überein, wonach vordere vor hinteren Lauten und Plosive und Nasale vor Frikativen erworben werden. Des Weiteren konnte er aufzeigen, dass der Erwerb von Einzelkonsonanten schneller vollzogen wird, als der Erwerb von Konsonantenverbindungen. Allerdings muss kritisch angemerkt werden, dass mit dem zugrundegelegten Überprüfungsverfahren nicht alle Laute des Deutschen in allen Verbindungen überprüft wurden. Die Angaben Grohnfeldts sind daher nur orientierend zu verstehen.

Die beschriebenen Gesetzmäßigkeiten wurden auch von Fox und Dodd (1999) bestätigt. Die Ergebnisse ihrer Studie beziehen sich auf Daten von insgesamt 177 monolingualen, sprachunauffälligen Kindern im Alter zwischen 1;6 und 5;11 Jahren. Als Grundlage diente ein nichtstandardisiertes Bildbenennungsverfahren mit insgesamt 99 Testbildern. Es wurden sämtliche Laute und die wesentlichen Lautverbindungen des Deutschen in ihren relevanten Wortpositionen überprüft. Die Autorinnen unterscheiden zwischen dem *Phonerwerb* und dem *Phonemerwerb*. Der Phonerwerb bezieht sich auf die Fähigkeit, einen Laut korrekt zu artikulieren, unabhängig davon, ob dieser Laut im Wort korrekt eingesetzt ist, oder nicht. Ein Laut gilt hingegen als phonemisch erworben, wenn er im Wort korrekt gebraucht wird. In den Tabellen **3** und **4** ist der Phon- bzw. der Phonemerwerb bei deutschen Kindern dargestellt, wobei unterschieden wird, ob 75% oder 90% der untersuchten Kinder ein Phon(em) korrekt bildeten.

Sowohl unter phonemischen als auch unter phonetischen Aspekten beherrschen 90% der untersuchten Kinder sämtliche Laute des Deutschen sowie deren Verbindungen bis zum Alter von fünf Jahren. Eine Ausnahme bildeten die Phoneme /s/, /z/ und /ts/, welche von 40% der untersuchten Kinder bis zum Alter von 5;11 Jahren phonetisch nicht korrekt gebildet werden konnten (diese Laute fehlen daher in der Tabelle 3). Die meisten dieser Kinder produzierten stattdessen die interdentalen Varianten /θ/, /ð/ bzw. /tθ/. Die Fehlerrate von Vokalen und Diphthongen lag bei den untersuchten Kindern in den ersten drei Altersgruppen unter 3%, und danach sogar unter 1%. Es traten vergleichsweise mehr Fehler bei den Diphthongen als bei den Monophthongen auf; wobei zwei Drittel der Diphthonge auf ihr erstes Element reduziert wurden.

Tab. 3 Phonerwerb bei deutschen Kindern (Einzellaute) (Fox & Dodd, 1999)

Alter	75%	90%
1.6 - 1.11	m b p v f d t n l g k h	m b d t n
2.0 - 2.5	pf	p f v l
2.6 - 2.11	j ŋ ç x ʁ	x g k h ʁ pf
3.0 - 3.5		j ŋ
3.6 - 3.11	ʃ	
4.0 - 4.5		ç
4.6 - 4.11		ʃ
5;0 – 5;5		
5;6 – 5;11		

Tab. 4 Phonemerwerb bei deutschen Kindern (Einzellaute) (Fox & Dodd, 1999)

Alter	75%	90%
1.6 - 1.11	m b p d t n	m p d
2.0 - 2.5	v h z/s*	b n
2.6 - 2.11	f l j ŋ x ʁ g k pf	v f l t ŋ x h k z/s*
3.0 - 3.5	ç ts*	j ʁ g pf
3.6 - 3.11	ʃ	ts*
4.0 - 4.5		ç
4.6 - 4.11		ʃ
5;0 – 5;5		
5;6 – 5;11		

* interdental

Ein Vergleich der Tabellen **3** und **4** zeigt, dass einige Laute sowohl phonetisch als auch phonemisch im gleichen Zeitraum erworben werden, z. B. /m/, /b/, /d/. Andere Laute werden hingegen phonetisch korrekt gebildet, bevor sie phonemisch korrekt verwendet werden, z. B. /v/, /f/, /l/. Lediglich die Laute /s/, /z/ und /ts/ werden später phonetisch, als phonemisch erworben. Neben Einzellauten wurde auch der Erwerb von *Mehrfachkonsonanz* überprüft. Wie die Tabelle **5** zeigt, ist der Erwerb initialer Konsonantenverbindungen mit etwa 4;11 Jahren abgeschlossen. Die Verbindungen mit /ʃ/- sowie Dreifachkonsonanz werden zuletzt erworben. Insgesamt erscheint der Phonemerwerb im Alter von vier bis fünf Jahren weitgehend abgeschlossen zu sein. Die Ergebnisse der Studie von Fox & Dodd (1999) stimmen überwiegend mit denen von Grohnfeldt (1980) sowie mit den theoretischen Erkenntnissen von Jakobson (1969) überein.

Tab. 5 Erwerb wortinitialer Konsonantenverbindungen (Fox & Dodd, 1999)

Alter	75%	90%
3.0 - 3.5	bl bʁ fl fʁ dʁ tʁ gl kl	fʁ kl
3.6 - 3.11	gʁ kʁ kv ʃm ʃn ʃʁ ʃp ʃv	bl bʁ fl gl gʁ
4.0 - 4.5	kn ʃl ʃpʁ ʃtʁ ʃt	dʁ tʁ kʁ kn kv ʃl ʃm ʃn ʃʁ ʃp ʃv ʃt
4.6 - 4.11		ʃpʁ ʃtʁ

Phonologische Prozesse

In der Phase zwischen 18 Monaten und vier Jahren zeigen Kinder typische **systematische Veränderungen** in ihrer Lautproduktion. Um lautliche Abweichungen der kindlichen Wortproduktionen von der Erwachsenensprache linguistisch genau und lautübergreifend erfassen zu können, werden sie mit Hilfe von *phonologischen Prozessen* beschrieben (u.a. Stampe, 1979; Grunwell, 1987; Romonath, 1991). Ein typisches Beispiel für solche systematischen Veränderungen ist die Ersetzung von Frikativen durch Plosive (z. B. Salat → /dala:t/ oder Fahne → /ta:nə/) (*Phonologischer Ersetzungsprozess: Plosivierung von Frikativen*). Phonologische Prozesse können in verschiedenen Wort- bzw. Silbenpositionen auftreten oder auf einzelne Wort- bzw. Silbenpositionen beschränkt sein.

Im folgenden werden insbesondere solche phonologischen Prozesse beschrieben, die bei deutschsprachigen sprachunauffälligen Kindern in der Sprachentwicklung häufig beobachtet werden konnten (Hacker & Weiß, 1986; Romonath, 1991). Innerhalb der englisch- und deutschsprachigen Literatur werden leider keine einheitlichen Begriffe und Einteilungen für phonologische Prozesse verwendet. Die hier aufgeführten Klassifikationen bzw. Termini wurden weitgehend von Fox und Dodd übernommen.

Phonologische Prozesse werden i.d.R. drei Kategorien zugeordnet:
a) Ersetzungsprozesse bzw. Substitutionsprozesse
b) Silbenstrukturprozesse
c) Assimilationsprozesse

Die Ersetzungsprozesse werden nach Fox und Dodd als systematische Vereinfachungen und die Silbenstruktur- und Assimilationsprozesse als strukturelle Vereinfachungen bezeichnet. Grundsätzlich können *konsonantische* und *vokalische* Prozesse unterschieden werden.

Konsonantische Prozesse

In den Tabellen **6** und **7** sind Beispiele für konsonantische Ersetzungs- und Silbenstrukturprozesse angegeben. Sie werden in der Reihenfolge aufgeführt, in der sie nach Fox und Dodd innerhalb der kindlichen Lautentwicklung auftreten.

Ersetzungsprozesse
Es werden Lauteigenschaften verändert, die den Artikulationsort oder die Artikulationsart betreffen, z. B. bei der Ersetzung des velaren Plosivlautes /k/ durch den alveolaren Laut /t/ (z. B. Kanne → Tanne).

Silbenstrukturprozesse
Durch Auslassung, Addition oder Umstellung von Lauten bzw. Silben, werden Silben- und Wortstrukturen verändert. Als die natürlichste Silbenstruktur gilt die Konsonant-Vokal- Silbe, z. B. /da/. Sie kommt in allen Sprachen der Welt vor und wird von Kindern als erste erworben (Hyman, 1975). Ein bei Kindern häufig auftretender Silbenstrukturprozess ist die Reduktion von Mehrfachkonsonanz, z. B. wenn die Konsonantenverbindung /tʁ/ auf den ersten Konsonanten /t/ reduziert wird (z. B. Traube → Taube).

Tab. 6 Ersetzungsprozesse (Konsonanten)

Phonologischer Prozess	Beispiele
Nasalierung	Orale Laute werden durch Nasale ersetzt, z. B. Licht → /nlçt/
Plosivierung	Frikative werden durch Plosive ersetzt, z. B. Affe → /atə/
Stimmgebung	Stimmlose werden durch stimmhafte Laute ersetzt, z. B. Pudel → /bu:dl/
Glottalisierung/ Öffnung	Ersetzung durch /h/, z. B. Rad → /ha:t/
Vorverlagerung	Hintere Laute, i.d.R. Velare, werden durch vordere Laute ersetzt, z. B. Kasse → /tasə/
Rückverlagerung	Vordere Laute werden durch hintere Laute ersetzt, z. B. Fisch → /flç/
Deaffrizierung	Affrikaten werden i.d.R. durch Frikative ersetzt, z. B. Katze → /kasə/
Entstimmung	Stimmhafte werden durch stimmlose Laute ersetzt, z. B. Blume → /plu:mə/

Tab. 7 Silbenstrukturprozesse (Konsonanten)

Phonologischer Prozess	Beispiele
Auslassung initialer Konsonanten	z. B. Wal → /a:l/
Auslassung initialer Konsonantenverbindungen	z. B. Kran → /a:n/
Auslassung finaler Konsonanten	z. B. Gabel → /ga:bə/
Auslassung unbetonter Silben	z. B. Banane → /na:nə/
Reduktion von Konsonantenverbindungen	z. B. Spiel → /pil/

Assimilationsprozesse

Bei der Analyse phonologischer Prozesse sollte immer auch der phonetische Kontext berücksichtigt werden, also ob eine Lautersetzung lediglich als Angleichung an eine bestimmte lautliche Umgebung zu bewerten ist oder ob sie unabhängig davon auftritt. Assimilationen (*Harmonisierungen, Umgebungsprozesse*) führen zu einer Angleichung zweier Laute innerhalb eines bestimmten lautlichen Kontextes. Beispielsweise handelt es sich um eine kontextabhängige Veränderung („Assimilation"), wenn ein Kind den Laut /k/ zwar in dem Wort „Rock" korrekt realisiert, hingegen das /k/ in dem Wort „Katze" an die nachfolgende Affrikate /ts/ angleicht und folglich [tatsə] sagt. Oftmals erklären sich dabei bestimmte inkonstante oder auch inkonsequente Lautersetzungen von selbst, und das scheinbar „konfuse" phonologische System eines Kindes erweist sich als durchaus regelgeleitet. Es werden verschiedene Arten von Angleichungen unterschieden: Bei einer progressiven Assimilation beeinflusst ein vorangehender Laut einen nachfolgenden Laut, z. B. **lang** → [laŋ]. Eine regressive Assimilation meint den umgekehrten Fall, z. B. **Paket** → [pateːt]. Bei diesen Beispielen handelt es sich um *Fernassimilationen,* da die betroffenen Laute durch mindestens einen Laut voneinander getrennt sind. Bei *Kontaktassimilationen* stehen die sich beeinflussenden Laute jedoch direkt nebeneinander, z. B. **Drache** → [gʁaxə]. Neben den Assimilationsprozessen gehören auch die Umstellungen von Lauten zu den Umgebungsprozessen, z. B. **Gabel** → [baːgl].

Vokalische Prozesse

Romonath (1994) hat das Vorkommen vokalischer Prozesse bei einer Gruppe von insgesamt 69 sprachgestörten und nichtsprachgestörten Kindern im Alter von 5;3 bis 7;2 Jahren untersucht. Die Autorin kommt zu dem Ergebnis, dass der Erwerb des Vokalsystems zwar insgesamt schneller vollzogen wird, als der des Konsonantensystems. Allerdings konnte sie neben konsonantischen, auch eine große Anzahl an vokalischen Prozessen beobachten. Obwohl die sprachunauffälligen Kinder deutlich weniger vokalische Prozesse aufwiesen, als die sprachauffälligen Kinder, gab es deutliche Übereinstimmungen in der Art der vokalischen Veränderungen. Es traten u.a. vokalische Ersetzungsprozesse auf, welche die Merkmale „hoch-tief" (z. B.: Sonne → /sunə/) und „vorne-hinten" (z. B.: Würfel → /voːfl/) betrafen. Des Weiteren kamen verschiedene Vokalassimilationen vor (z. B. Farbe → /taːta/). Die vokalischen Veränderungen traten entweder isoliert oder in Verbindung mit konsonantischen Prozessen im Wort auf.

Überwindung phonologischer Prozesse

Die Tabelle **8** zeigt die Ergebnisse von Fox und Dodd (1999), wonach die nachstehenden phonologischen Prozesse bis zu dem angegebenen Alter bei mehr als 10% der untersuchten Kinder gefunden wurden. Die Altersangaben zur Überwindung phonologischer Prozesse sind mit englischen Studien (u.a. Grunwell, 1987) vergleichbar. Auf der Grundlage dieser Daten lassen sich folgende Ergebnisse zusammenfassen: Zu den entwicklungsmäßig frühen phonologischen Ersetzungsprozessen gehören die Nasalierung, die Stimmgebung und die Plosivierung. Strukturelle Vereinfachungen wie die Auslassung finaler und initialer Konsonanten bzw. initialer Konsonantenverbindungen werden ebenfalls recht früh überwunden, d.h. bis zum Alter von etwa drei Jahren. Zu den späteren Prozessen gehören neben der Entstimmung und der Vorverlagerung auch die Auslassung der Vorsilbe /gə/ und des finalen Lautes /l/ sowie die Reduktion von Konsonantenverbindungen. Angleichungen der Lautverbindungen /tʁ/ und /dʁ/ zu /kʁ/ und /gʁ/ treten ebenfalls noch bis zum Alter von etwa vier Jahren auf.

Insgesamt scheint der Phonemerwerb im Alter von vier bis fünf Jahren weitgehend abgeschlossen zu sein. Allerdings können auch noch danach phonologische Prozesse in vereinzelten Wörtern auftreten.

Tab. 8 Überwindung phonologischer Prozesse (nach Fox & Dodd, 1999)

Phonologischer Prozess	Alter
Ersetzungsprozesse	
Nasallierung (z. B. /l/ → /n/)	bis ca. 2;6
Stimmgebung (z. B. /p/ → /b/)	2;6
Plosivierung	3;0
Glottalisierung (/ʁ/ → /h/)	3;0
Deaffrizierung (/ts/ → /s/)	3;0
Rückverlagerung (v.a. /ʃ, s/ → /ç/)	3;0
Vorverlagerung (v.a. /k, g/ → /t, d/; /ʃ, ç/ → /s/)	3;11
Entstimmung (bei Plosiven in Konsonantenverbindungen, z. B. /bl/→/pl/)	4;5
Assimilationen (v.a. /tʁ/ → /kʁ/)	4;0
Silbenstrukturprozesse	
Auslassung finaler Konsonanten (v.a. /k/, Nasale)	2;6
Auslassung initialer Konsonantenverbindungen	2;11
Auslassung initialer Konsonanten	3;0
Auslassung des finalen Konsonanten /l/	4;0
Auslassung der unbetonten Silbe /gə/	4;0
Reduktion von Konsonantenverbindungen*	4;5

* Es wurden folgende Vereinfachungen von Mehrfachkonsonanz beobachtet:
KKV-Verbindungen in wortinitialer Position, wie z. B. /f/ + /l/, wurden auf das erste oder zweite Element reduziert. Dreifachkonsonanz (KKKV) (z. B. /ʃ/ + /p/ + /ʁ/) wurde auf das zweite oder

dritte Element reduziert. Darüber hinaus traten auch Reduktionen in wortmedialer und -finaler Position auf. In finaler Wortposition wurde Zweifachkonsonanz auf den ersten Konsonanten (VKK → K1) und Dreifachkonsonanz auf den ersten und zweiten Konsonanten (VKKK → K1 + K2) reduziert.

Vervollkommnung des phonologischen Systems

Obwohl die meisten Kinder bis zum Vorschulalter ein angemessenes phonologisches System erworben haben und auch die meisten Laute des Deutschen korrekt aussprechen, ist der Lautspracherwerb noch lange nicht abgeschlossen. So fällt es vielen Kindern noch schwer, komplexere Wörter wie etwa „Thermometer" richtig zu artikulieren. Oft bestehen noch Unsicherheiten bei der Verwendung morphologischer Regeln, wie der korrekte Gebrauch von Pluralmorphemen, z. B. beim auslautenden /n/, oder bei der Bildung von Vergangenheitsformen, z. B. *gehüpft, gesetzt* etc.

Die Phase zwischen fünf und sieben Jahren ist durch die Aneignung metalinguistischer Fähigkeiten gekennzeichnet. Sie stellt den Übergang vom Sprach- zum Schriftspracherwerb dar.

Phonologische Bewusstheit

Die Förderung der phonologischen Bewusstheit ist ein wesentliches Ziel in der Therapie von Kindern mit phonologischen Störungen – nicht zuletzt deshalb, weil diese Fähigkeiten eine große Bedeutung für einen späteren erfolgreichen Schriftspracherwerb haben.

Begriffsbestimmung

Der Begriff *metalinguistic awareness* bzw. *metalinguistische Bewusstheit* bezeichnet die Fähigkeit, Sprache als ein vom Inhalt losgelöstes Objekt zu betrachten (Tunmer & Bowey, 1984). Metalinguistische Fähigkeiten ermöglichen eine Reflexion über die Eigenschaften und Strukturen von Sprache:

> „The ability to reflect consciously upon the nature and properties of language."
> (Van Kleeck, 1982:237)

Neben der *phonologischen Bewusstheit,* welche die Reflexion über die lautlichen Einheiten von Sprache meint, können noch weitere metalinguistische Fähigkeiten unterschieden werden (Abb. **8**): die *Wortbewusstheit* als Fähigkeit, gesprochene Sprache in Wörter zu gliedern, die *Formbewusstheit* als Fähigkeit grammatische und semantische Strukturen zu erkennen (z. B. grammatikalisch inkorrekte Sätze zu identifizieren) und die *pragmatische Bewusstheit* als Fähigkeit, größere sprachliche Einheiten satzübergreifend zu strukturieren (z. B. sich widersprechende Aussagen zu erkennen) (Tunmer & Bowey, 1984).

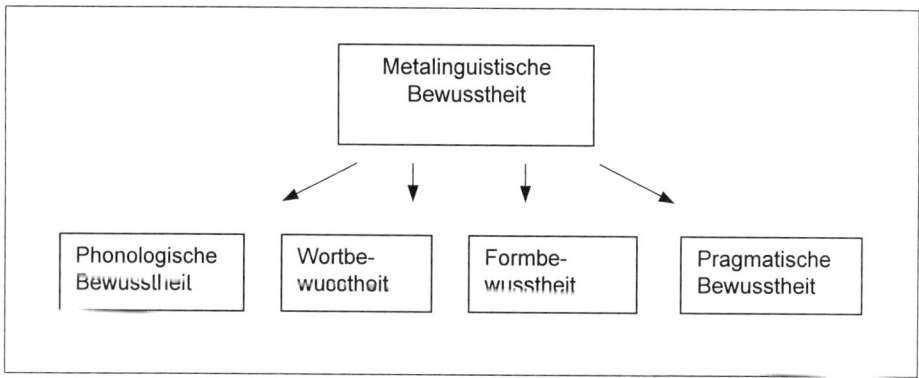

Abb. **8** Metalinguistische Bewusstheit (Tunmer & Bowey, 1984)

Skowronek & Marx (1989) unterscheiden eine *phonologische Bewusstheit im weiteren Sinne* von einer *phonologischen Bewusstheit im engeren Sinne* (Abb. 9).

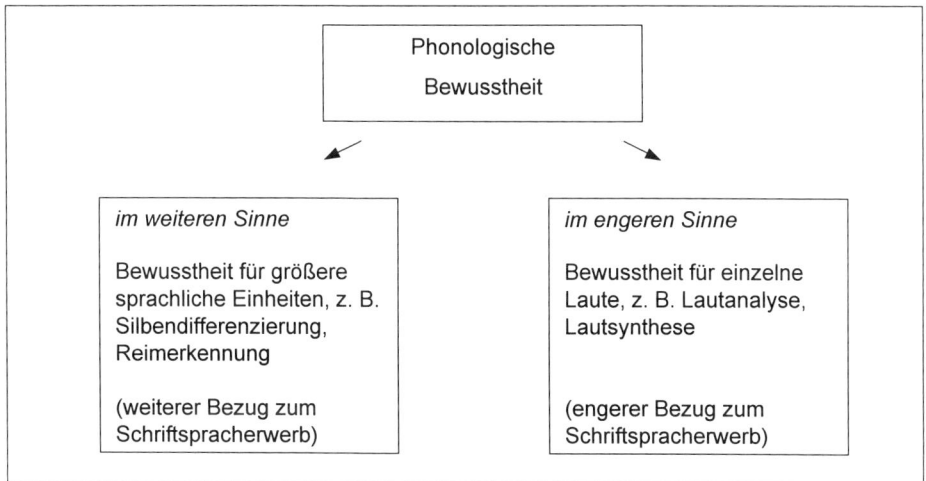

Abb. **9** Phonologische Bewusstheit (Skowronek & Marx, 1989)

Die phonologische Bewusstheit im **weiteren Sinne** betrifft die phonetisch wahrnehmbaren Eigenschaften von Sprache. Sie bezieht sich auf Aufgaben, welche an Sprachleistungen anknüpfen, die in konkreten, dem Kind bekannten Spielhandlungen enthalten sind, wie z. B. Reimen und Silbenklatschen. Die vom Kind zu analysierenden Einheiten betreffen Silben oder betonte Vokale.

Die phonologische Bewusstheit im **engeren Sinne** meint hingegen die Analyse der Lautstruktur ohne semantische oder sprachrhythmische Bezüge, wie z. B. die Lautanalyse („Womit fängt ‚König' an?") oder die Lautsynthese („Was hörst du, wenn ich ‚Eis' sage?"). Derartige Aufgaben verlangen sprachanalytische Fähigkeiten, welche durch Schreiberfahrungen beeinflusst bzw. erst durch diese ermöglicht werden. Sie haben daher einen engeren Bezug zum Schriftspracherwerb als die phonologische Bewusstheit im weiteren Sinne.

Aufgaben zur Überprüfung der phonologischen Bewusstheit

Im deutschsprachigen Raum gibt es kein standardisiertes Testverfahren, welches ausschließlich die phonologische Bewusstheit überprüft. Der *Psycholinguistische Entwicklungstest (PET)* (Angermaier, 1974) enthält zwei Untertests, *Laute verbinden* und *Wörter ergänzen,* mit denen lautanalytische und -synthetische Fähigkeiten erfasst werden können. Darüber hinaus beinhaltet das *Bielefelder Screening zur Früherkennung von Lese-Rechtschreibschwierigkeiten (BISC)* (Jansen et al., 1999) vier Untertests zur Erfassung der phonologischen Bewusstheit. Nachfolgend sind verschiedene Aufgaben beschrieben, welche häufig zur orientierenden Überprüfung der phonologischen Bewusstheit eingesetzt werden (u.a. Lundberg et al., 1988; Wimmer et al., 1991; Jansen et al., 1999).

Die Verschiedenheit von Aufgabentypen zeigt allerdings, dass die Auffassung über das Konstrukt „phonologische Bewusstheit" noch weitgehend uneinheitlich ist (Küspert, 1998).

a) Aufgaben zur Manipulation größerer sprachlicher Einheiten
- *Reimunterscheidung*
Das Kind muss entscheiden, ob sich zwei Wörter reimen, oder nicht.
Bsp.: „Reimen sich die Wörter ‚Tisch' und ‚Fisch'?"
Erkennen von sich reimenden Wörtern aus mehreren vorgegebenen Begriffen.
Bsp.: „Welche zwei Wörter reimen sich: ‚Tisch', ‚Bein', ‚Schwein'?"
- *Reimproduktion*
Das Kind muss zu einem bestimmten Stimulusitem ein passendes Reimwort produzieren.
Bsp.: „Was reimt sich auf ‚Tisch'?"
- *Silbenunterscheidung*
Das Kind soll Wörter in ihre Silben gliedern.
Bsp.: „Wie oft kannst du bei dem Wort ‚finden' klatschen?"

b) Aufgaben zur Manipulation kleinerer sprachlicher Einheiten
- *Lautassoziation*
Das Kind soll vorgegebene Laute in einem Wort wiedererkennen.
Bsp.: „Hörst du ein ‚i' in dem Wort ‚Igel'?"
- *Lautanalyse*
Das Kind soll beurteilen mit welchem Laut ein vorgegebenes Wort anfängt oder aufhört.
Bsp.: „Mit welchem Laut fängt das Wort ‚Igel' an?"
- *Lautsynthese*
Das Kind soll vorgegebene Laute zu sinnvollen Wörtern zusammenziehen.
Bsp.: „Was hörst du, wenn ich ‚Ei-s' sage?"
- *Vertauschen oder Entfernen von Lauten vorgegebener Wörter*
Bsp.: „Welches Wort entsteht, wenn du bei dem Wort ‚Wal' das ‚w' weglässt?"
- *Wortlängen unterscheiden*
Bsp.: „Welches Wort hat mehr Laute, ‚Haus' oder ‚Streichholz'?"

Die genannten Aufgaben können entweder mit oder ohne Bildmaterial durchgeführt werden. Wenn Bilder verwendet werden, kann das Kind auf das entsprechende Zielitem zeigen, ohne dass expressive Leistungen gefordert werden. Außerdem wird das auditive Gedächtnis durch diese visuelle Hilfe entlastet. Wird mit Wortmaterial gearbeitet, können entweder reale Wörter oder Nonsensitems angeboten werden (Stackhouse & Wells, 1997).

Entwicklung der phonologischen Bewusstheit

Der spielerische Umgang mit Sprache kann als eine Vorstufe zur sprachlichen Bewusstheit aufgefasst werden. Wie die folgenden Beispiele zeigen, haben bereits kleine Kinder Spaß daran, die Lautstruktur ihrer Äußerungen zu verändern:

> „Back please, berries, not barriers, barriers, barriers, not barriers, berries, baba,…."
> (Anthony, 2;6 Jahre) (Weir, 1962)

> „Nolly lolly, nolly, nilly nolly, sillie billie, nolly, nolly,…."
> (Matthew, 2 Jahre) (Cazden, 1976)

Derartige Aktivitäten erfordern noch keine bewusste Reflexion, sondern sind vielmehr Ausdruck einer erhöhten Aufmerksamkeit gegenüber Sprache. Die Bewusstheit für silbische Einheiten gilt als Hinweis für die Fähigkeit von Kindern, ihre Aufmerksamkeit von der inhaltlichen Ebene auf die Form einer Sprache zu lenken (Fowler, 1991). Die Fähigkeiten, silbische Elemente auditiv zu unterscheiden und Reimwörter zu erkennen, erwerben Kinder durch den Umgang mit Gedichten, Versen und Liedern bereits im frühen Vorschulalter. Bryant et al. (1989) konnten aufzeigen, dass bereits dreijährige Kinder in der Lage sind, Reimwörter zu erkennen. Liberman et al. (1974) forderte fünf-, sechs- und siebenjährige Kinder auf, mehrsilbige Wörter nachzusprechen und anschließend für jede Silbe einmal auf den Tisch zu klopfen. Die Erfolgsquote lag bei den Fünfjährigen, bezogen auf die überprüften Items, bei 46%, bei den sechsjährigen bei 48% und bei den Siebenjährigen bei 90%. Für deutsche Kinder konnten Jansen et al. (1999) nachweisen, dass nahezu alle untersuchten Kinder, die vier Monate vor ihrer Einschulung standen, das Wort *Mikado* in drei Silben segmentieren konnten. Das heißt, sie konnten unter das entsprechende Bild die korrekte Anzahl an Klötzchen legen. Darüber hinaus prüften die Autoren jedoch auch den bewussten Umgang mit diesen Silben: der Untersucher zeigte auf ein beliebiges Klötzchen und forderte die Kinder auf, die passende Silbe zuzuordnen. Nur etwa ein Drittel der Kinder konnte alle drei Silben, unabhängig von der sprechrhythmischen Reihenfolge, benennen. Die Autoren begründen die schlechteren Ergebnisse bei der Silbenbenennaufgabe damit, dass das bewusste Isolieren einer Silbe aus einer Silbenfolge komplexere Verarbeitungsschritte erfordert als lediglich deren rhythmische Gliederung.

Mit etwa fünf Jahren ist die kindliche Hirnreifung soweit fortgeschritten, dass bewusstere Sprachverarbeitungsprozesse möglich sind (Tunmer & Rohl, 1991). Mannhaupt und Jansen (1989) konnten dokumentieren, dass lautassoziative Aufgaben, wie: „Hörst du ein ‚o' in ‚Ofen'?" von Kindern einige Monate vor der Einschulung gelöst werden können. Die Bewältigung dieser Laut-zu-Wort-Aufgaben war jedoch von verschiedenen Faktoren abhängig: a) von der Ähnlichkeit des isoliert dargebotenen Vokals mit dem Vokal des Zielwortes (z. B. war es schwieriger, wenn ein kurzer Vokal assoziiert werden sollte) und b) von der Position des Lautes im Wort (anlautende Konsonanten bzw. Vokale wurden leichter identifiziert, als Aus- und Inlaute). Insgesamt fiel es den Kindern leichter, silbisch abtrennbare Vokale zu assoziieren, als Konsonanten. Zur Unterscheidung zwischen lautassoziativen und lautkategorialen Fähigkeiten führten die Untersucher eine weitere Aufgabe ein, bei der die Kinder einen Laut aus einem vorgegebenen Wort benennen sollten, z. B.: „Womit fängt ‚Esel' an?". Bei dieser Lautkategorisierungsaufgabe zeigten die Probanden signifikant schlechtere Leistungen, als bei den lautassoziativen Aufgaben.

Die Autoren schlussfolgern, dass kategoriale Leistungen auf lautassoziativen und sprechrhythmisch unterstützten Leistungen aufbauen. Allerdings sind derartige Fähigkeiten auch von der Auswahl des Wortmaterials, der Aufgabenstellung und der Hilfsmittel abhängig (Blässer, 1994).

In der Abbildung **10** ist die Entwicklung der Phonembewusstheit in Abhängigkeit von verschiedenen Rückmeldungsmechanismen, die zunächst auditiver, dann taktil-kinästhetischer und später visueller, d.h. schriftsprachlicher Art sind, dargestellt.

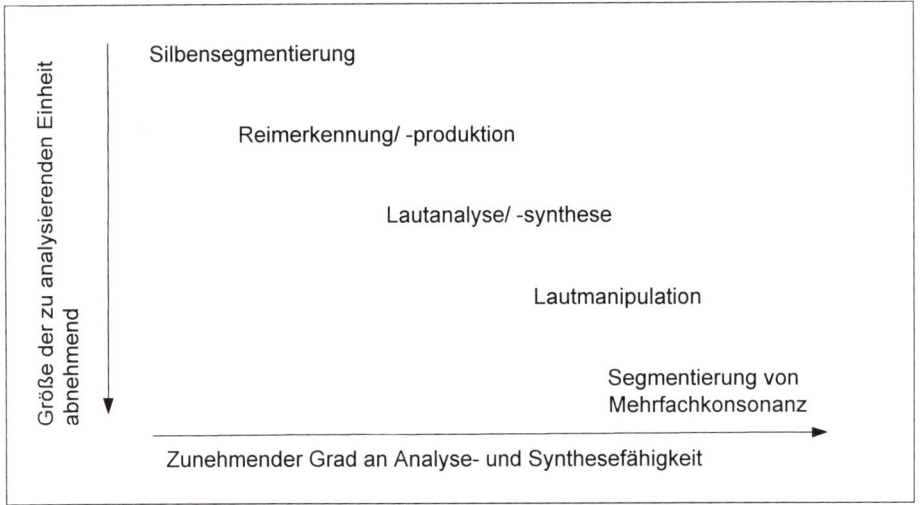

Abb. **10** Entwicklung der Phonembewusstheit (nach Stackhouse, 1997)

Der Grad an phonologischer Bewusstheit nimmt von links nach rechts zu. Von oben nach unten nimmt die Größe der zu analysierenden sprachlichen Einheit ab. Die Analyse größerer Einheiten, wie zum Beispiel die Silbensegmentierung, erfordert einen geringeren analytischen Aufwand als die Isolierung einzelner Phoneme, wie z. B. bei der Segmentierung von Konsonantenverbindungen. Analyse- und Synthesefähigkeiten, sowie die Fähigkeit zur Lautmanipulation (z. B. Vertauschen oder Auslassen von Lauten) werden i.d.R. erst mit dem Schriftspracherwerb erlernt. Wie Jansen und Thomé (1998) nachweisen konnten, entwickeln sie sich sehr rasch innerhalb des ersten Schuljahres. Denn insbesondere durch das Medium der Schrift wird deutlich, wie Wörter strukturiert sind.

Phonologische Bewusstheit und Spracherwerb

Die Bedeutung metalinguistischer Fähigkeiten für die Sprachentwicklung war Inhalt verschiedener angloamerikanischer Studien (u.a. Weismer, 1993; Howell & Dean, 1994; Bird et al., 1995). Die Autoren konnten belegen, dass Kinder mit phonologischen Störungen signifikant schlechtere Leistungen in der Phonembewusstheit aufwiesen, als sprachunauffällige Kinder. In einer Untersuchung von Bird und Bishop (1992) hatten Kinder mit phonologischen Störungen im Vergleich zur Kontrollgruppe signifikant schlechtere Leistungen bei der Lautanalyse sowie bei der Reimerkennung und der Reimproduktion. Die Leistungen bei der Lautdifferenzierung unterschieden sich hingegen nicht signifikant. Die Autoren vermuten daher, dass phonologische Störungen auf Defiziten im Bereich sprachanalytischer Fähigkeiten beruhen: aufgrund von Schwierigkeiten, Laute bzw. Silben innerhalb von Wörtern zu analysieren, können Gemeinsamkeiten zwischen Wörtern nicht sofort erkannt werden. Eine Übertragung bzw. Generalisierung von bereits bekannten Lautmustern auf neue Wörter findet daher nur begrenzt statt. Als Folge müssen immer wieder neue motorische Programme zur Artikulation eines Wortes aufgestellt werden.

Magnusson und Naucler (1987) sowie Howell (1989) konnten ebenfalls Defizite innerhalb der Gruppe phonologisch gestörter Kinder bei der Reimerkennung und Lautanalyse feststellen. Howell schlussfolgert, dass sich eine Förderung der Phonembewusstheit positiv auf die Sprachentwicklung, insbesondere auf das expressive phonologische System auswirken würde.

Phonologische Bewusstheit und Schriftspracherwerb

Neben kognitiven und sozialen Faktoren, wie Aufmerksamkeit, Gedächtniskapazität oder Lernmotivation (Klicpera, Gasteiger-Klicpera & Schabmann, 1993), gilt die phonologische Bewusstheit als grundlegende, wenn auch nicht hinreichende Voraussetzung für einen erfolgreichen Schriftspracherwerb (u.a. Bradley & Bryant, 1985; Skowronek & Marx, 1993). Andererseits werden bestimmte lautanalytische Fähigkeiten i.d.R. erst durch Schriftsprachkenntnisse erworben (Mannhaupt & Jansen, 1989; Jansen, 1992). Auf der Grundlage ihrer Langzeitstudie haben Bradley und Bryant (1985) argumentiert, dass die Fähigkeiten, Reime zu erkennen und Phoneme zu isolieren, wichtige Indikatoren für einen späteren erfolgreichen Schriftspracherwerb seien. Sie begründeten diesen Zusammenhang damit, dass Kenntnisse über gleiche Wortteile dem Kind helfen, bestimmte Wortelemente, wie z. B. die Endung „-ein", auditiv sofort als Einheit zu identifizieren und einer bestimmten Schreibweise zuzuordnen („Phonem-Graphem-Korrespondenz").

Für deutsche Kinder konnte ebenfalls nachgewiesen werden, dass die Fähigkeiten der Lauterkennung, Lautersetzung und Reimerkennung gemessen im Kindergartenalter prädikativ für die Lese- und Rechtschreibleistungen von Grundschulkindern in der zweiten und dritten Klasse sind (Marx et al., 1993; Landerl & Wimmer, 1994), und dass leseschwache Dritt-, Viert- und Achtklässler im Vergleich zu durchschnittlich lesenden Kindern der gleichen Klassenstufe bedeutsam schlechtere Leistungen im Bereich der phonologischen Bewusstheit aufwiesen (Klicpera et al., 1994).

Aufgrund der großen Bedeutung der phonologischen Bewusstheit für einen späteren erfolgreichen Schriftspracherwerb haben Jansen et al. (1999) ein Screening zur Früherkennung von Kindern mit einem Risiko zur Ausbildung von Lese-Rechtschreibschwierigkeiten entwickelt, welches auch die Überprüfung der phonologischen Bewusstheit beinhaltet (*Bielefelder Screening zur Früherkennung von Lese-Rechtschreibschwierigkeiten (BISC)*). Es ist bei Vorschulkindern zehn und/oder vier Monate vor der Einschulung einsetzbar. Neben dem Bereich „phonologische Bewusstheit" werden mit dem *BISC* folgende weitere, für den Schriftspracherwerb relevante, Fähigkeiten überprüft: „Schneller Abruf aus dem Langzeitgedächtnis", „Phonetisches Rekodieren im Kurzzeitgedächtnis" und „Visuelles Aufmerksamkeitsverhalten".

Mit den nachstehenden Aufgaben aus dem *BISC* wird die phonologischen Bewusstheit überprüft:

a) Erfassung der phonologischen Bewusstheit im weiteren Sinne

- Bei der Aufgabe *Reimen* bekommt das Kind Wortpaare vorgesprochen, wie z. B „Buch-Tuch" oder „Kind-Glas". Es soll für jedes Wortpaar entscheiden, ob sich die beiden Wörter ähnlich sind, oder nicht.
- Bei dem *Silben-Segmentieren* werden dem Kind Substantive vorgesprochen, wie z. B. „Federball", die es unter Zuhilfenahme des Silbenklatschens in Silben gliedern soll.

b) Erfassung der phonologischen Bewusstheit im engeren Sinne

- Beim *Laut-zu-Wort-Vergleich* soll das Kind entscheiden, ob ein isoliert vorgesprochener Vokal mit einem am Anfang eines Wortes vorkommenden Vokals identisch ist, z. B. „ Hörst du ein ‚i' in ‚Igel'?".
- Bei der Aufgabe *Laute-Assoziieren* werden dem Kind pro Item vier Abbildungen vorgelegt, wovon jeweils eine mit dem getrennt vorgesprochenen Wort identisch ist, z. B. „‚Ei-s'. Von was habe ich gesprochen?".

Die Autoren schlussfolgern, dass Kinder, die mit dem *BISC* als Risikokinder eingestuft werden, möglichst noch im Vorschulalter eine entsprechende Förderung erhalten sollten, da eine frühe und intensive Förderung am ehesten Erfolg verspricht.

Ausgehend von der Annahme, dass metaphonologische Fähigkeiten für den Schriftspracherwerb von großer Bedeutung sind, wurden entsprechende **Förderprogramme für Vorschulkinder** entwickelt. Lundberg, Frost und Petersen (1988) konnten aufzeigen, dass Fähigkeiten, wie die Reimerkennung und die Lautanalyse bereits im Vorschulalter ohne den Einsatz von Schrift erfolgreich gefördert werden können und dass dieses Training einen positiven Einfluss auf den späteren Schriftspracherwerb hat.

Für deutsche Kinder konnte Küspert (1998) die Ergebnisse der skandinavischen Studie replizieren. In Anlehnung an das dänische Trainingsprogramm entwickelten Küspert und Schneider (1999) ein *Training der phonologischen Bewusstheit* für 5-6jährige Vorschulkinder. Über einen Zeitraum von ca. 6 Monaten führen die Kinder unter der Anleitung von Erzieherinnen und innerhalb von Kleingruppen, täglich ca. 10 Minuten lang entsprechende spielerische Übungen durch. Das Training enthält Spiele aus sechs aufeinanderaufbauenden Bereichen: *Lauschspiele, Reime, Sätze und Wörter, Silben, Anlaute* und *Phoneme*. Die Autoren konnten belegen, dass ein solches Training die schulischen Voraussetzungen der Kinder deutlich verbessert und die Schriftsprachentwicklung positiv beeinflusst.

Phonologische Störungen

Begriffsbestimmung

Traditionell wurden phonologische Störungen als „functional articulation disorders" oder als „dyslalia" bezeichnet (Grunwell, 1981). Innerhalb der deutschen Literatur wurden die entsprechenden Begriffe „funktionelle Artikulationsstörungen" oder „Dyslalie" verwendet (Scholz, 1990). Die Bezeichnung „funktionell" implizierte, dass es sich im Unterschied zu einer organischen Störung, um eine Störung unbekannter Ursache handelte. Dieser medizinisch-ätiologisch geprägte Begriff stieß jedoch aufgrund seiner terminologischen Unschärfe auf Kritik:

> „The traditional term functional articulation disorders (...), is a hybrid of etiological and process notions of classification. The adjective functional is a catch-all for 'non-organic' and the term articulation circumscribes the disorder to the process of speech output. Both adjectives suffer from a lack of precision (...)."
> (Shriberg & Kwiatkowski, 1982a:227)

Linguistische Beschreibungskriterien führten in den 80-iger Jahren zu einer Neuinterpretation medizinisch-ätiologischer Klassifikationssysteme und zu einer Differenzierung in ein „phonetisches" und ein „phonologisches" Störungsbild (Shriberg & Kwiatkowski, 1982b). Entsprechend wurden die Begriffe „organische" und „funktionelle" Störungen durch die linguistischen Termini „phonetische" und „phonologische" Störungen ersetzt (u.a. Grunwell, 1990; Romonath, 1991).
Phonetische Störungen beziehen sich auf die Ebene der konkreten Bewegungsausführung. Dabei können bestimmte Sprachlaute nicht entsprechend der altersüblichen Erwartungsnorm gebildet werden (Grohnfeldt, 1990). Ein typisches Beispiel für eine solche Artikulationsstörung ist die interdentale oder laterale „S-Lautbildung". Wenn ein Kind z. B. das Wort „Nuss" als [nuθ] spricht, handelt es sich um eine phonetisch abweichende Realisierung des Phonems /s/. Phonologisch betrachtet hat das Kind jedoch das Phonem /s/ korrekt im Wort gebraucht. Phonetischen Auffälligkeiten können organische, sensorische oder motorische Beeinträchtigungen zugrundeliegenden (z. B. Lippen-Kiefer-Gaumen-Spalten, taktil-kinästhetische Wahrnehmungsschwächen). Darüber hinaus beeinflussen auch psychosoziale Faktoren, wie z. B. fehlerhafte Sprechvorbilder, die Aussprache eines Kindes (Grohnfeldt, 1993).
Phonologische Störungen werden in Anlehnung an Grunwell (1981) als Störungen unbekannter Ursache definiert, welche die linguistische Organisation von Lauten betreffen und durch den Gebrauch abweichender Lautmuster gekennzeichnet sind. Kinder mit phonologischen Entwicklungsbeeinträchtigungen haben Schwierigkeiten beim Erwerb des phonologischen Regelsystems der Muttersprache (Hoffman & Daniloff, 1990; Romonath, 1991). Aufgrund der Realisation nicht altersgemäßer phonologischer Strukturen ist die Aussprache häufig schwer verständlich (Dannenbauer & Kot-

ten-Sederqvist, 1986). Ein Beispiel für eine phonologische Abweichung ist die Ersetzung des Phonems /k/ durch das Phonem /t/ in dem Wort „Kanne", welches folglich als [tanə] ausgesprochen wird. Durch derartige Neutralisationen von Lautkontrasten entstehen semantisch mehrdeutige Wortformen (*Homonyme*), was zu kommunikativen Missverständnissen führen kann (Hacker, 1999). In dem o.g. Beispiel könnte [tanə] sowohl „Kanne" als auch „Tanne" bedeuten.

Die Begriffe **„Dyslalie"**, **„Stammeln"**, **„Aussprachestörungen"** und **„phonetisch-phonologische Störungen"** werden synonym gebraucht (Wagner, 1994; Flossmann et al., 1998; Hacker 1999).

Merkmale

Da die Beschreibung abweichenden Verhaltens eine entsprechende Bezugsgröße erfordert, kann eine phonologische Störung nur im Vergleich zur normalen phonologischen Entwicklung bestimmt werden. Empirische Untersuchungen haben gezeigt, dass sprachauffällige Kinder i.d.R. die gleichen phonologischen Prozesse aufweisen wie sprachunauffällige Kinder. Auch folgt der Lauterwerb bei Kindern mit phonologischen Störungen ähnlichen Gesetzmäßigkeiten wie in der normalen Sprachentwicklung (Ingram, 1976; Hacker & Weiß, 1986; Romonath, 1991). Als charakteristisch für phonologische Störungen werden folgende Merkmale genannt (Grunwell, 1990; Hacker, 1999):

- **Überdauern physiologischer phonologischer Prozesse**
  Die phonologischen Prozesse phonologisch gestörter Kinder sind zwar überwiegend identisch mit denen normal entwickelter Kinder, jedoch halten Kinder mit phonologischen Störungen länger an diesen Prozessen fest.
- **Ungewöhnliche Prozesse**
  Es werden Prozesse verwendet, die innerhalb des normalen Spracherwerbs gar nicht (*idiosynkratische Prozesse*) oder selten vorkommen. Die Entscheidung, ob ein phonologischer Prozess untypisch ist, kann nur auf der Grundlage von entsprechenden Normdaten getroffen werden (u.a. Fox & Dodd, 1999). Als Beispiel für einen idiosynkratischen Prozess beschreibt Hacker (1990b) die Äußerungen eines sechsjährigen Jungen, welcher Frikative, Affrikaten sowie /R/ in wortanlautender Position und im Anlaut betonter Silben durch den Öffnungslaut /h/ ersetzt. Nach Dodd (1995) sind insbesondere diese ungewöhnlichen phonologische Prozesse ein Hinweis auf ein abweichendes zugrundeliegendes phonologisches System.
- **Unausbalancierte Entwicklung**
  Entwicklungsmäßig frühe Prozesse treten gleichzeitig mit altersgemäßen Prozessen auf. Bsp.: Ein fünfjähriges Kind produziert einerseits bereits komplexe Silbenstrukturen mit korrekter Verwendung von Mehrfachkonsonanz, andererseits hält es noch an dem frühen phonologischen Prozess der Plosivierung fest.
- **Lautpräferenz**
  Bestimmte Konsonanten werden bevorzugt als Ersatzlaute für eine ganze Lautgruppe verwendet, wodurch die Verständlichkeit der Aussprache i.d.R. stark beeinträchtigt ist (Yavaş, 1998). Diese Ersetzungen können sich auf eine bestimmte Wortposition beziehen, wobei insbesondere die Anlautposition betroffen zu sein scheint. Hacker (1999) nennt folgendes Beispiel für eine Lautpräferenz: Ein Kind ersetzt Frikative und die Affrikate /ts/ in der anlautenden Wortposition durch den

Konsonanten /d/. Dieser Plosivlaut ist funktionell stark belastet, da er für viele verschiedene Laute verwendet wird.

Welches der aufgeführten Merkmale im System eines Kindes dominant ist, kann nur im Einzelfall entschieden werden, da jedes Kind eine individuelle Kombination phonologischer Prozesse aufweist.

Phonologische Störungen können isoliert vorkommen oder mit Beeinträchtigungen der Bewegungsplanung und/ oder der Artikulation einhergehen (Grunwell, 1981). Darüber hinaus können sie im **Rahmen einer umfassenden Sprachentwicklungsstörung** auftreten, bei der die gesamte sprachliche Entwicklung, insbesondere des Sprachverständnisses beeinträchtigt ist (Dannenbauer & Kotten-Sederqvist, 1986, 1987; Dannenbauer, 1996).

Da phonologisch gestörte Kinder *keine homogene Gruppe* bilden, konnten bislang keine eindeutigen Ursachen für phonologische Störungen festgestellt werden (Howell & Dean, 1994). In mehreren empirischen Studien konnte jedoch ein enger Zusammenhang zwischen phonologischen Fähigkeiten und der sprachbezogenen auditiven Wahrnehmung, insbesondere der Phonembewusstheit nachgewiesen werden (u.a. Howell, 1989). Andere Autoren vermuten Abweichungen in der phonologischen Sprachverarbeitung, z. B. eine fehlerhafte bzw. unzureichende phonologisch-lexikalische Repräsentation (Dannenbauer, 1998) oder eine unzureichende Überarbeitung und Kontrolle motorischer Programme (Hewlett, 1990).

> „Some children will have a specific phonological disorder, and our experience suggests that this is still the majority of the total population of language disordered children. Other children will have phonological problems with accompanying motor planning or motor execution difficulties. And some children will have more generalized language difficulties, to varying degrees, of which phonological difficulty will form only one aspect." (Howell & Dean, 1994:8)

Obwohl die Zusammenhänge zwischen rezeptiven, sprachsystematischen und sprechmotorischen Fähigkeiten insbesondere bei Kindern noch nicht befriedigend geklärt sind, bleibt festzuhalten, dass eine linguistische Betrachtungsweise von Aussprachestörungen zu einem besseren Verständnis lautsprachlichen Verhaltens und damit zu einer gezielteren Diagnostik und Therapie führt (Grunwell, 1990).

Diagnostik phonetisch-phonologischer Fähigkeiten

Um die Aussprache eines Kindes zu überprüfen, wurden bislang insbesondere solche Verfahren eingesetzt, welche lediglich die phonetischen, d.h. die einzellautlichen Fähigkeiten eines Kindes erfassen. Hierzu zählt u.a. der *Stammler-Prüfbogen* (Metzger, 1979) oder das *Phonetische Bilder- und Wörterbuch* (Cerwenka, 1975). Es handelt sich in der Regel um wenig systematisch ausgewählte Itemsammlungen, wobei die zu prüfenden Laute bzw. Lautverbindungen nicht nach Klassen geordnet, sondern einzeln aufgelistet sind. Oftmals ist nur ein Item pro Laut und Wortposition vorgesehen (Rösel, 1983). Da die Aussprache eines Kindes jedoch starken Schwankungen unterworfen ist, stellt die einmalige Überprüfung eines Lautes keine ausreichende Grundlage für eine genaue quantitative und qualitative Analyse der lautsprachlichen Fähigkeiten dar.

In den vergangenen Jahren sind auf dem deutschsprachigen Markt linguistisch fundierte Diagnostikverfahren erschienen, welche die kindliche Aussprache sowohl unter phonetischen, als auch unter phonologischen Gesichtspunkten erfassen, u.a. *Die Pyrmonter Analyse Phonologischer Prozesse (PAPP)* (Babbe, 1993a); *LOGO: Ausspracheprüfung zur differenzierten Analyse von Dyslalien* (Wagner, 1994); *AVAK-Test. Analyseverfahren zu Aussprachestörungen bei Kindern* (Hacker & Wilgermein, 1999b); *Aachener Dyslalie Diagnostik (ADD)* (Stiller & Tockuss, in Druck). Neben der Feststellung einer Behandlungsbedürftigkeit, geben diese Verfahren Hinweise darauf, ob eher ein sprachsystematischer oder ein sprechmotorischer Störungsschwerpunkt vorliegt. Die linguistische Analyse hat zum Ziel, allgemeine lautübergreifende Regelhaftigkeiten in Form von phonologischen Prozessen zu verdeutlichen. Die Vorgehensweise orientiert sich an angloamerikanischen Verfahren (u.a. Grunwell, 1985; Hodson, 1980; Ingram, 1976). Nachfolgend werden die Inhalte und das Vorgehen der o.g. phonetisch-phonologischen Diagnostikverfahren zusammenfassend beschrieben.

Phonetisch-phonologische Analyseverfahren

Die Erfassung phonetisch-phonologischer Fähigkeiten findet im Rahmen einer allgemeinen logopädischen Befunderhebung statt. Zu Beginn der Untersuchung erfolgt i.d.R. ein ausführliches **Anamnesegespräch**, sowie die Beobachtung des verbalen und nonverbalen Verhaltens eines Kindes in **freieren Kommunikations- und Spielsituationen**. Dadurch erhält der Therapeut Aufschluss über die kommunikativen Strategien, das Störungsbewusstsein und den Leidensdruck eines Kindes bzw. seiner Familie, Faktoren, die für die Therapieindikation und -prognose bedeutsam sind.

Aufgrund des vergleichsweise hohen zeitlichen Aufwands bei der Auswertung phonetisch-phonologischer Analyseverfahren, wird empfohlen, sie bei Kindern mit Dyslalien von mindestens multiplen Ausmaß einzusetzen (Wagner, 1994). Es ist daher ratsam, sich vor dieser detaillierten Analyse einen Überblick über die lautsprachlichen Fähigkeiten eines Kindes zu verschaffen. Hierzu eignen sich Screeningverfahren, wie der *Lautprüfbogen* von Frank und Grziwotz (1985) (40 Items) oder das *Screeningver-*

fahren zur Ausspracheuntersuchung (SVA) von Hacker und Wilgermein (1999b) (44 Items).

Auswahl des Wortmaterials

Die Erfassung phonetischer und phonologischer Kompetenzen erfordert eine große Anzahl an Prüfwörtern. Daher werden bei den phonetisch-phonologischen Analyseverfahren zwischen 98 und 113 Wörter (Nomen) überprüft, die dem kindlichen Begriffsrepertoire entnommen sind. Bei der Auswahl des verwendeten Wortmaterials wurden verschiedene linguistische Kriterien berücksichtigt. D.h., die relevanten Vokale (einschließlich Diphthonge), Konsonanten und Konsonantenverbindungen des Deutschen werden mehrfach, einige Konsonanten sogar vierfach pro Wortposition überprüft. Weiterhin repräsentieren die Wörter verschiedene Wort- (ein- und zweisilbige Wörter) und Silbenstrukturen (u.a. KVK, KKVK, KKVK) des Deutschen.

Vorgehen

Die phonetisch-phonologische Analyse erfolgt anhand einer Bilderbenennung, d.h. das Kind wird aufgefordert, die ihm vorliegenden Bilder oder Fotos zu benennen. Grundsätzlich können auch über Imitation gewonnene Daten in die Auswertung miteinbezogen werden (Stiller & Tockuss, in Druck). Um möglichst viele freie Äußerungen vom Kind zu erhalten, sind die Prüfwörter bei der LOGO-Aussprachprüfung (Wagner, 1994) thematisch zusammengefasst, z. B. Tiere & Natur, Kleidung etc.. Prinzipiell ist auch bei den übrigen Verfahren eine thematische Bündelung der Items im Rahmen von Situationsbildern möglich (Hacker & Wilgermein, 1999). Stiller und Tockuss (in Druck) bieten getrennte Itemlisten für Konsonant-Vokal-Verbindungen und für Konsonantencluster an. Der Untersucher kann anhand der Spontanspracherhebung entscheiden, ob er das gesamte Prüfverfahren durchführt, oder ob lediglich bestimmte Silbenstrukturen bzw. Lautgruppen (Frikative, Plosive etc.) untersucht werden sollen. Die Äußerungen des Kindes werden entweder parallel oder anhand einer Tonbandaufnahme in phonetischer Lautschrift transkribiert.

Mithilfe von Analysebögen werden die vom Kind realisierten Wörter Laut für Laut sowohl unter phonetischen als auch unter phonologischen Gesichtspunkten ausgewertet: Das *Lautinventar (Phoneminventar)* gibt Aufschluss über die phonetischen Fähigkeiten eines Kindes. Hierbei werden diejenigen Laute (Vokale und Konsonanten) aufgeführt, die ein Kind artikulatorisch realisieren kann, unabhängig von der phonologischen Korrektheit. Wenn ein Kind z. B. [ban] statt „Ball" sagt, dann werden die Laute /b/, /a/ und /n/ in das Lautinventar eingetragen, auch wenn der Laut /n/ phonologisch nicht korrekt gebraucht wurde. Phonetisch abweichende Realisierungen, wie z. B. eine laterale oder addentale S-Lautbildung werden vermerkt. Es kann zwischen einer Inventar- und einer Positionsbeschränkung unterschieden werden, d.h. ob ein bestimmter Laut entweder gar nicht oder lediglich in bestimmten Wortpositionen vorkommt. Liegen Beschränkungen im Lautinventar vor, sollte die *Stimulierbarkeit* der fehlenden Laute überprüft werden, z. B. mit Hilfe von Vorstellungshilfen nichtsprachlicher Geräusche: „Wie macht die Eisenbahn?" „...der Specht?" „...die Biene?".

Die phonologischen Fähigkeiten werden im Rahmen einer *phonologischen Prozessanalyse* ermittelt, getrennt nach Prozessen, welche die Wort-, Silben- bzw. Lautebene betreffen. Sie werden i.d.R. den drei Prozessgruppen „Substitutionsprozesse", „Silbenstrukturprozesse" und „Assimilationsprozesse" zugeordnet. Während sich einige Autoren auf wenige typische Prozesse beschränken, werden in anderen Verfahren bis zu 50 verschiedene vokalische und konsonantische Prozesse angegeben. Beispielsweise führen Hacker und Wilgermein (1999b) keine vokalischen Prozesse auf, da diese weniger störanfällig sind als Konsonanten. Um die Auswertung zu erleichtern und zu systematisieren, werden die phonologischen Prozesse, getrennt nach den Wortpositionen An-, In- und Auslaut, in entsprechende Klassifikationsbögen und –tabellen eingetragen. In dem o.g. Beispiel würde notiert, dass der Laut /l/ in finaler Position durch ein /n/ ersetzt wurde und dass es sich um den phonologischen Ersetzungsprozess der „Nasalierung" handelt.

Darüber hinaus werden die Wort- und Silbenstrukturen eines Kindes ausgewertet, d.h. ob seine Aussprache noch einfachen KVKV-Strukturen verhaftet ist oder ob es bereits Ansätze zum Silbenschluss (KVK) oder zur Mehrfachkonsonanz (z. B. KKV) zeigt. Da die kindlichen Äußerungen Schwankungen unterworfen sind, ist es ratsam, die phonetisch-phonologische Analyse in regelmäßigen Abständen von ca. 10-15 Sitzungen zu wiederholen. Somit können Therapieerfolge nachgewiesen und weitere Therapieziele geplant werden. Die Tabelle **9** gibt einen Überblick über die Erfassung phonetisch-phonologischer Fähigkeiten bei Kindern.

Tab. 9 Erfassung phonetisch-phonologischer Fähigkeiten

Ermittlung phonetischer Fähigkeiten	Ermittlung phonologischer Fähigkeiten
• Erstellung eines Lautinventars: Sämtliche vom Kind produzierten Laute werden notiert, unabhängig vom korrekten Gebrauch im Wort. Inventar- und Positionsbeschränkungen werden ersichtlich. Phonetische Abweichungen, wie eine interdentale oder laterale S-Lautbildung, werden vermerkt. • Die Stimulierbarkeit einzelner Laute wird überprüft.	• Phonologische Prozessanalyse: Veränderungen von Wort- und Silbenstrukturen bzw. von Lautmerkmalen werden in Form von phonologischen Prozessen notiert: - Silbenstrukturprozesse: ... - Ersetzungsprozesse: ... - Assimilationen: ... • Ermittlung der verwendeten Wort- und Silbenstrukturen.

Ergänzende Diagnostik

Zur genaueren differentialdiagnostischen Abklärung werden ergänzend die mundmotorischen bzw. myofunktionellen Kompetenzen sowie die auditiven Wahrnehmungsfähigkeiten (inkl. der phonologischen Bewusstheit) überprüft. Außerdem sollten Auffälligkeiten bezüglich der Planung sprechmotorischer Bewegungen beobachtet werden.

Da phonetisch-phonologische Auffälligkeiten oftmals mit Störungen auf anderen linguistischen Ebenen einhergehen, sollte unbedingt die Spontansprache eines Kindes erhoben sowie der allgemeine sprachliche und nichtsprachliche Entwicklungsstand überprüft bzw. beobachtet werden.

Mundmotorik

Die mundmotorischen Fähigkeiten geben Hinweise auf einen phonetischen Störungsschwerpunkt. Zur Beurteilung der Zungen-, Lippen-, Kiefer- und Gaumensegelfunktionen sowie der mimischen Muskulatur, werden informelle Screeningverfahren eingesetzt, bei denen die Kinder aufgefordert werden, gezielte Bewegungen zu imitieren. Da eine interdentale Lautbildungsweise als Folge eines Zungenpressens auftreten kann (Böhme, 1997), sollte ggf. ein umfassender myofunktioneller Status erhoben werden, welcher u.a. die Überprüfung der Schluckfunktionen beinhaltet. Die oralstereognostischen Fähigkeiten können anhand von vorgeschriebenen geometrischen Formen, z. B. nach van Riper (1978) erfasst werden (Bigenzahn, 1995; Hahn, 1997).

Auditive Wahrnehmung

Bezüglich der phonologischen Fähigkeiten sollte insbesondere die sprachbezogene auditive Wahrnehmung genauer überprüft werden. Dazu muss zunächst sichergestellt sein, dass das periphere Hörvermögen intakt ist. Abgesehen von basalen auditiven Funktionen, wie „Aufmerksamkeit" oder „Speicherung", ist bei Aussprachestörungen v.a. der Bereich der „Lautdifferenzierung" interessant. Die Lautdifferenzierungsfähigkeit kann auf der Grundlage von Minimalpaarwörtern (Niemeyer, 1976; Schäfer, 1986) oder Nonsenssilben (Lauer, 1999) ermittelt werden.

Außerdem sollte geklärt werden, inwieweit ein Kind über die lautlichen Eigenschaften von Sprache reflektieren kann. Entsprechende metaphonologische Kompetenzen, wie z. B. die Lautanalyse, können ab dem Vorschulalter mit Untertests aus dem *Bielefelder Screening zur Früherkennung von Leserechtschreibschwierigkeiten (BISC)* (Jansen et al., 1999) oder dem *Psycholinguistischen Entwicklungstest (PET)* (Angermeier, 1974) erfasst werden. Bei Kindern die insbesondere Silbenstrukturen verändern, z. B. indem sie Konsonanten oder unbetonte Silben auslassen, ist die Überprüfung der melodischen und rhythmischen Differenzierung, z. B. mit der *Differenzierungsprobe* nach Breuer und Weuffen (1994), sinnvoll.

Bewegungsplanung

Bei der Enkodierung von Wörtern werden verschiedene Sprachverarbeitungsprozesse wirksam. Bevor ein Wort konkret ausgesprochen wird, müssen die entsprechenden sprechmotorischen Bewegungsfolgen geplant werden. Verschiedene Autoren (u.a. Allmayer, 1997; Dannenbauer, 1999) haben auf das Phänomen der „verbalen Entwicklungsdyspraxie" hingewiesen. Es handelt sich hierbei um eine neurogene Störung zielgerichteter, zeitlich abgestimmter Willkürbewegungen bei der Produktion von Sprachlauten und Lautsequenzen, wobei die sensomotorischen Fähigkeiten intakt sind (Dannenbauer, 1999). Störungen bei der Planung von Sprechbewegungen können sich durch Beschränkungen im Lautinventar äußern. Oftmals werden Laute ersetzt oder ausgelassen. Im Unterschied zu Kindern mit phonologischen Störungen scheinen vokalische Veränderungen bei der verbalen Entwicklungsdyspraxie öfter aufzutreten. Darüber hinaus bestehen Schwierigkeiten in der sequentiellen Anordnung von Lauten, die sich z. B. in Form von Lautumstellungen oder -einfügungen äußern. Typischerweise häufen sich die Fehler mit zunehmender Wortlänge und Komplexität der Silbenstrukturen. Weitere Hinweise auf dyspraktische Störungen sind Suchbewegungen, die vor oder während einer Äußerung auftreten können sowie eine eingeschränkte Diadochokineserate, d.h. Silbenfolgen wie „pataka" in einer vorgegebenen Zeit flüssig zu produzieren. Dannenbauer (1999) betont, dass es sich nur um eine vorläufige Auswahl an Merkmalen handelt und dass dieses Thema Inhalt zukünftiger Forschung sein sollte.

Allgemeiner sprachlicher und nicht-sprachlicher Entwicklungsstand

Ergänzend zur phonetisch-phonologischen Analyse sollte unbedingt auch die **Spontansprache** eines Kindes erhoben werden (Dickmann et al., 1994). Sie ermöglicht eine Einschätzung der phonetisch-phonologischen, semantisch-lexikalischen, syntaktisch-morphologischen und pragmatisch-kommunikativen Fähigkeiten sowie deren Beziehungen untereinander. Diese kontextabhängigen Beobachtungen sind wichtig, da u.a. enge Beziehungen zwischen phonologischen und grammatischen Fehlern bei artikulationsgestörten Kindern nachgewiesen werden konnten (u.a. Panagos et al., 1979). Bei steigender grammatischer Komplexität erhöhen sich die phonologischen Fehler, und umgekehrt stiegen grammatische Auffälligkeiten in Abhängigkeit von der phonologischen Komplexität. Ein Beispiel für den Zusammenhang zwischen den Bereichen „Phonetik-Phonologie" und „Syntax-Morphologie" ist die Verwendung der Konsonantenverbindung –st im Wortauslaut. Wenn ein Kind diese Mehrfachkonsonanz vereinfacht, wirkt sich dies auf die Bildung der korrekten Verbform aus, z. B.: „Du bist...". Darüber hinaus können auch semantische Faktoren, wie Bekanntheitsgrad oder Wortart, die Aussprache eines Wortes beeinflussen. Beispielsweise werden Objektwörter vergleichsweise häufiger korrekt artikuliert, als Aktionswörter (Camarata & Schwartz, 1985).

Wenn die phonetisch-phonologischen Auffälligkeiten im Rahmen einer Sprachentwicklungsstörung auftreten, sollten zusätzlich informelle bzw. standardisierte Prüfverfahren zur Erfassung des **allgemeinen sprachlichen Entwicklungsstandes** eingesetzt werden, z. B. zur Überprüfung semantisch-lexikalischer Fähigkeiten (Dickmann, et al., 1994). Darüber hinaus sollten ggf. gezielte informelle und standardisierte Testverfahren zur Erfassung des **nicht-sprachlichen Entwicklungsstandes** (u.a. Spiel- und Sozialverhalten, kognitive, sensorische und motorische Fähigkeiten) miteinbezogen werden. Hierbei ist jedoch eine enge interdisziplinäre Zusammenarbeit mit anderen Berufsgruppen sinnvoll bzw. notwendig (Dickmann et al., 1994).

Die Abbildung **11** verdeutlicht den Ablauf bei der Diagnostik phonetisch-phonologischer Fähigkeiten im Rahmen einer logopädischen Befunderhebung.

```
┌─────────────────────────────────────────────────────────────────┐
│ Anamnesegespräch                                                │
└─────────────────────────────────────────────────────────────────┘
                                │
                                ▼
┌─────────────────────────────────────────────────────────────────┐
│ Spontanspracherhebung in freien Gesprächs- bzw. Spielsituationen│
└─────────────────────────────────────────────────────────────────┘
                                │
                                ▼
┌─────────────────────────────────────────────────────────────────┐
│ ggf. kurzes Screening zur Erfassung lautsprachlicher Fähigkeiten│
└─────────────────────────────────────────────────────────────────┘
                                │
                                ▼
┌─────────────────────────────────────────────────────────────────┐
│ Phonetisch-phonologische Analyseverfahren:                      │
│   - Lautinventar                                                │
│   - Phonologische Prozessanalyse                                │
│   - Ermittlung der verwendeten Wort- und Silbenstrukturen       │
└─────────────────────────────────────────────────────────────────┘
                                │
                                ▼
┌─────────────────────────────────────────────────────────────────┐
│ Ergänzende Diagnostik:                                          │
│   - Überprüfung der Stimulierbarkeit einzelner Laute            │
│   - Mundmotorikscreening (ggf. Myofunktioneller Status)         │
│   - Überprüfung der auditiven Wahrnehmung, inkl. der phonologi- │
│     schen Bewusstheit                                           │
│   - Beobachtung von Auffälligkeiten bzgl. der Bewegungsplanung  │
│                                                                 │
│   - ggf. informelle und standardisierte Prüfverfahren zur Ein-  │
│     schätzung des allgemeinen sprachlichen Entwicklungsstandes  │
│     (z. B. semantisch-lexikalische Fähigkeiten)                 │
│   - ggf. informelle und standardisierte Prüfverfahren zur Ein-  │
│     schätzung des nichtsprachlichen Entwicklungsstandes (u.a.   │
│     Grob- und Feinmotorik, Spiel- und Sozialverhalten)          │
└─────────────────────────────────────────────────────────────────┘
                                │
                                ▼
┌─────────────────────────────────────────────────────────────────┐
│ Zusammenfassung der Ergebnisse                                  │
│ Diagnosestellung                                                │
│ Ableitung von Therapiezielen                                    │
└─────────────────────────────────────────────────────────────────┘
```

Abb. 11 Ablauf einer phonetisch-phonologischen Diagnostik im Rahmen einer logopädischen Befunderhebung

Logopädischer Befund

Auf der Grundlage der phonetisch-phonologischen Analyseverfahren sowie der ergänzenden Untersuchungen (inkl. Anamnese, Einschätzung des allgemeinen sprachlichen und nicht-sprachlichen Entwicklungsstandes, etc.) können Schlussfolgerungen für den logopädischen Befund gezogen werden.

Der Vergleich des Lautinventars mit den phonologischen Prozessen und den verwendeten Wort- und Silbenstrukturen gibt Hinweise darauf, ob eher ein *phonetischer* oder ein *phonologischer Störungsschwerpunkt* vorliegt. Die Auswertungsbögen der o.g. Prüfverfahren zeigen, ob die phonetisch-phonologischen Auffälligkeiten konstant bzw. inkonstant (ein Phonem wird immer bzw. nicht immer verändert) und/oder konsequent bzw. inkonsequent (ein Phonem wird immer bzw. nicht immer in der gleichen Weise gebildet) sind (Wirth, 1994). Eine phonetische Störung kann dann angenommen werden, wenn ein Laut phonetisch abweichend realisiert wird, z. B. bei einer lateralen oder nasalen S-Lautbildung, oder wenn ein Laut gar nicht gebildet werden kann (konstante Fehlbildungen). Allerdings können konstante Fehlbildungen auch auf Störungen in der phonologischen Sprachverarbeitung beruhen. Im Sinne eines Sprachverarbeitungsmodells nach Butterworth (1992) könnten konstante Lautfehlbildungen (z. B. konstante phonologische Ersetzungsprozesse) auf eine lückenhafte oder diffuse phonologisch-lexikalische Repräsentation zurückzuführen sein. Inkonstante Fehlbildungen beruhen nach Butterworth hingegen auf Schwächen bei der Übertragung und Kontrolle von Informationen aus der phonologisch-lexikalischen Repräsentation. Hinweise auf Störungen auf der Ebene der Artikulation sieht Butterworth in assimilatorischen Prozessen.

Da die Prozesse auf den verschiedenen Sprachverarbeitungsebenen interagieren und sich gegenseitig beeinflussen, lässt sich nicht immer eindeutig klären, ob eine phonetische oder eine phonologische Störung vorliegt. Oftmals handelt es sich um Mischformen, wobei sowohl die sprechmotorischen (inkl. Bewegungsplanung) als auch die sprachsystematischen Fähigkeiten eines Kindes betroffen sind.

Ableitung von Therapiezielen

Die Therapieziele ergeben sich aus den Störungsschwerpunkten bzw. aus den vermuteten zugrundeliegenden Ursachen. Grundsätzlich sollten Auffälligkeiten im Bereich der Mundmotorik und/oder der auditiven Wahrnehmung gefördert werden, bevor gezielt an den betroffenen Lauten bzw. an den phonologischen Prozessen gearbeitet wird.

Die Entscheidung über die Reihenfolge und Gewichtung der zu therapierenden phonologischen Prozesse hängt von folgenden Kriterien ab (Howell & Dean, 1994; Wagner, 1994; Hacker, 1999):
- **Konstanz** der phonologischen Prozesse
  Grundsätzlich werden zunächst inkonstante Prozesse therapiert, da sie einen Entwicklungsfortschritt gegenüber starren, regelmäßigen Prozessen zeigen (z. B. wenn die Alveolarisierung von Velaren nur noch in medialer Wortposition auftritt).
- **Häufigkeit** des Auftretens einzelner phonologischer Prozesse
  Tritt ein phonologischer Prozess obligatorisch oder nur selten auf? Obwohl ein häufig auftretender Prozess die Verständlichkeit der Aussprache sicherlich stärker be-

einträchtigt, sollte abgewogen werden, ob nicht zunächst ein Prozess behandelt wird, der nur gelegentlich vorkommt und damit bereits Ansätze zur Überwindung zeigt.
- **Entwicklungsbezug**
Entwicklungsmäßig „frühe" phonologische Prozesse (z. B. die Plosivierung) sollten vor „späteren" Prozessen (z. B. die Reduktion von Mehrfachkonsonanz) behandelt werden.
- Auswirkung der Prozesse auf die **Verständlichkeit**
Phonologische Prozesse oder Lautbildungsfehler, welche die Aussprache entscheidend beeinträchtigen, sollten in der Therapie vordringlich behandelt werden. Ein wichtiger Faktor ist hierbei die Vorkommenshäufigkeit eines Lautes in der Muttersprache eines Kindes. Ebenso sollten Laute, die funktionell stark belastet sind, d.h. vom Kind bevorzugte Ersatzlaute (*Lautpräferenzen*) vorrangig behandelt werden.

Die Erfassung phonologischer Prozesse ermöglicht es, an ganzen Lautklassen zu arbeiten, z. B. indem bei dem phonologischen Prozess „Plosivierung von Frikativen" die distinktiven Merkmale „plosiv" und „frikativ" gegenübergestellt werden. Damit können mehrere Laute, in diesem Fall verschiedene Frikative, gleichzeitig behandelt werden. Diese Form der phonologisch orientierten Behandlung stellt für bestimmte Patientengrppen eine sinnvolle Alternative zu dem bereits bekannten einzellautlichen Vorgehen bei einer phonetisch orientierten Therapie dar (s.u.).

Sind außer dem phonetisch-phonologischen Bereich andere linguistische Ebenen betroffen, muss entschieden werden, ob alle linguistischen Bereiche gleichzeitig behandelt werden, oder ob Schwerpunkte gesetzt werden können. Aufgrund der vielfältigen Beziehungen zwischen den einzelnen Subsystemen, sollte eine Behandlung insbesondere in den frühen Entwicklungsphasen eine ausgewogene Förderung in allen linguistischen Bereichen beinhalten. Erst wenn ein Kind über ausreichende sprachliche Kompetenzen verfügt, können auch einzelne Bereiche isoliert gefördert werden (Peters, 2000). Dannenbauer und Kotten-Sederqvist (1986) beschreiben ein zyklisches Vorgehen, bei dem z. B. abwechselnd phonetisch-phonologische und morphologische Fertigkeiten gefördert werden. Entsprechend werden neu erworbene phonologische Fähigkeiten zur Grundlage einer syntaktisch-morphologischen Förderung, und umgekehrt.

Phonetisch orientierte Therapie

In der klassischen Dyslalietherapie steht der Einzellaut und dessen Produktion im Vordergrund. Dieses einzellautliche Vorgehen wurde insbesondere von Van Riper und Irwin (1994) geprägt. Sie entwickelten ein systematisches Behandlungskonzept für Artikulationsstörungen, welches auf lerntheoretischen Erkenntnissen beruht. Die Autoren gehen davon aus, dass Sprechen ein weitgehend automatisierter Prozess ist, der wie alle automatischen Prozesse durch ein Kontrollsystem („Regulator") überwacht werden muss, um reibungslos zu funktionieren. Dieses Kontrollsystem erfüllt drei Funktionen: es erfasst, was während des Sprechens abläuft (auditives und taktil-kinästhetisches „Abtasten"), es vergleicht die aktuellen Vorgänge mit einem Standardmuster, welches durch Sprachvorbilder erworben wird, und es greift schließlich korrigierend in das Geschehen ein. Die drei Funktionen „Abtasten", „Vergleichen" und „Korrigieren" bilden die Schwerpunkte dieser Therapie. Sie können den drei Bereichen *Mundmotorik*, *auditive Wahrnehmung* und *Artikulation* zugeordnet werden.

Mundmotorik

Bevor ein fehlgebildeter Laut korrigiert bzw. angebahnt wird, erfolgt i.d.R. die Förderung taktil-kinästhetischer und mundmotorischer Fähigkeiten. Die Therapieinhalte werden auf der Grundlage einer detaillierten Diagnostik und in Hinblick auf den anzubahnenden Ziellaut individuell für jeden Patienten zusammengestellt. Ziele in diesem Bereich sind u.a. (Flossmann, Schrey-Dern & Tockuss, 1998):
- Verbesserung der taktil-kinästhetischen Wahrnehmung im Mundbereich
- Herstellen eines orofazialen Muskelgleichgewichts
- Förderung der Luftstromlenkung und -dosierung
- Verbesserung der Lippen- und Zungenbeweglichkeit

Da phonetische Störungen, wie z. B. ein Sigmatismus interdentalis, mit einem fehlerhaften Schluckmuster einhergehen können, sind ggf. Übungen zum Aufbau eines physiologischen Schluckens erforderlich (vgl. Kittel, 1999).

Auditive Wahrnehmung

Als Grundlage für die spätere Arbeit mit Sprachlauten ist es sinnvoll, bei einigen Patienten zunächst im Bereich der allgemeinen auditiven Wahrnehmung für Geräusche und Sprache zu arbeiten (Flossmann et al., 1998). In bezug auf die Lautbildung wird dann die Identifikations- und Diskriminationsfähigkeit für die korrekte bzw. fehlerhafte Artikulation des Ziellautes gefördert. Dabei soll der Patient den Ziellaut auf den sprachlichen Ebenen Laut, Silbe, Wort, Satz und Text auditiv in der Sprache des Therapeuten identifizieren und differenzieren (*Fremdhören*).

Anfangs werden dem Ziellaut phonetisch sehr verschiedene Laute gegenübergestellt: in der Sigmatismustherapie kann der Ziellaut /s/ zuerst Vokalen und Plosiven gegenübergestellt werden. Später kann der Ziellaut von ähnlichen Lauten, z. B. /s/ versus /f/, sowie vom fehlgebildeten Laut, z. B. /s/ versus /θ/, differenziert werden.

Ist das Fremdhören abgeschlossen, und kann der Patient den Ziellaut bereits zum Teil korrekt bilden, werden Übungen zum *Eigenhören* angeboten. Der Patient soll lernen, seine eigenen Sprachproduktionen über sogenannte *Abtasttechniken* zu überprüfen (Van Riper & Irwin, 1994): a) *verzögertes Feedback*: die eigenen Äußerungen werden nach dem Sprechen, z. B. mithilfe eines Tonbandgerätes, überprüft, b) *simultanes Feedback*: der Patient überprüft seine Äußerungen während des Sprechens, z. B. über Kopfhörer, und c) *antizipatorisches Feedback*: die Äußerungen werden vor dem Sprechen auf ihre Ziellaute hin überprüft, z. B. indem die Ziellaute in einem Text vor dem Lesen markiert werden und „innerlich" gesprochen werden. Ziele im Bereich auditive Wahrnehmung sind u.a.:
- Förderung der allgemeinen auditiven Wahrnehmung, z. B. im Bereich der Aufmerksamkeit (s.u.)
- Differenzierung des Ziellautes von anderen Lauten bis auf Satzebene
- Differenzierung des Ziellautes vom fehlgebildeten Laut bis auf Satzebene
- Aktivierung des intrapersonellen Kreisprozesses („Eigenhören")

Artikulation

Unter Einbeziehung taktil-kinästhetischer, akustischer und visueller Rückkopplungsprozesse wird der Ziellaut angebahnt. Dabei können verschiedene Anbahnungsmethoden eingesetzt werden (Flossmann et al., 1998):
- **Indirekte Methoden**:
  Anbahnung des Lautes über ein Vorstellungsbild (z. B.: „Die Biene summt und macht [z]!"
- **Direkte Methoden**:
  Ableitungsmethode: Der Ziellaut wird von einem phonetisch ähnlichen Laut abgeleitet, wobei die Laute in mindestens zwei der Merkmale Artikulationsart, Artikulationsort, Überwindungsmodus und artikulierendes Organ übereinstimmen sollten, z. B. die *f-s-Methode* (Wängler, 1984).
  Schlüsselwortmethode: Kann der Patient den Laut bereits innerhalb bestimmter phonetischer Kontexte bilden, ist die Ableitung des Ziellautes von Schlüsselwörtern sinnvoll (Van Riper & Irwin, 1994).
- **Passive Methoden**:
  Die Artikulationsorgane des Patienten werden über Hilfsmittel, z. B. Spatel und Handgriffe, in die korrekte Position gebracht (Van Riper & Irwin 1994).

Sobald das Kind den Ziellaut isoliert produzieren kann, wird er **gefestigt**, z. B. indem der Patient dazu aufgefordert wird, den Ziellaut zu flüstern, zu dehnen, etc.. Anschließend erfolgt die **Stabilisierung** des Gelernten in unterschiedlichen phonetischen Kontexten und in den relevanten Wortpositionen auf Silben-, Wort- und Satzebene. Bei der Auswahl des Therapiematerials sollten verschiedene linguistische Kriterien, wie z. B. Silbenstruktur, Betonung, Wortart, Komplexität des Satzmusters, etc. kontrolliert werden. Am Ende der Therapie steht die **Automatisierung und Generalisierung** des

Lautes in Situationen mit steigender kommunikativer und linguistischer Komplexität (z. B. Nacherzählen von Bildergeschichten, Rollenspiele mit Handpuppen etc.) sowie unter Zeit- und Emotionsdruck (z. B. in Stresssituationen). Hierbei ist es wichtig, dem Patienten weiterhin eindeutige und kontinuierliche Rückmeldungen über die fehlerhafte bzw. korrekte Artikulation zu geben. Außerdem kann es hilfreich sein, Erinnerungshilfen oder „Aufpasserkarten" einzusetzen (z. B. eine Schlange erinnert das Kind an den Klang des korrekten stimmlosen Lautes /s/). Ziele im Bereich Artikulation sind u.a.:
- Korrekte Bildung des isolierten Lautes
- Korrekte Bildung des Ziellautes auf Silben-, Wort- und Satzebene
- Korrekte Bildung des Lautes innerhalb freierer Kommunikationssituationen

Parallel zur Behandlung sollten regelmäßige Gespräche mit den Bezugspersonen stattfinden. Sie sollten u.a. über die Therapieinhalte informiert und ggf. in Hinblick auf korrigierende Rückmeldungen oder den Einsatz von Erinnerungshilfen angeleitet werden (Flossmann et al., 1998).

Phonologisch orientierte Therapie

Zielsetzung

Die Annahme, dass phonologische Störungen die linguistische Organisation von Lauten betreffen, hat Konsequenzen für die Therapie. Da die Ziellaute bei einer phonologischen Störung zwar in der Regel phonetisch korrekt produziert werden können, jedoch nicht regelhaft gebraucht werden, liegt das Ziel einer phonologischen Therapie darin, dem Kind die **bedeutungsunterscheidende Funktion** von Lauten zu verdeutlichen.

> „Changes in speech production need to take place not so much in the mouth but in the mind of the child. The aim of treatment is to effect cognitive reorganization rather than articulatory retraining." (Grunwell, 1983:167)

In Anlehnung an Hewlett (1990) kann eine kognitive Reorganisation nur durch eine *bewusste* Änderung der Sprachproduktion erfolgen:

> „Enhancing the child's awareness will alert the child to the need to make a revision to the pronunciation of a word. This can only be done by re-accessing the word from the Input Lexicon and producing it by the slow route, that is via the Motor Programmer." (Howell & Dean, 1994:20).

Inhalte einer phonologischen Therapie sind folglich die **Bewusstmachung von Lauteigenschaften** und die Konfrontation des Kindes mit seinen eigenen Sprachproduktionen (*Eigenhören*). Dabei steht nicht mehr der einzelne Laut im Vordergrund, sondern die jeweilige **Phonemgruppe**. Welche Lautmerkmale erarbeitet werden, hängt von dem zu behandelnden phonologischen Prozess ab. Da die bedeutungsunterscheidende Funktion von Lauten nur im kommunikativen Kontext deutlich wird, sollte die Therapie möglichst innerhalb eines **sinnvollen Handlungszusammenhangs** stattfinden. Einer phonologischen Therapie liegen folgende Prinzipien zugrunde (Howell & Dean, 1994):

- Die Therapie sollte systematisch geplant werden und auf einer detaillierten Analyse der kindlichen Sprachproduktion beruhen.
- Im Vordergrund sollte die Veränderung von Lauteigenschaften stehen und nicht das Üben einzelner Laute.
- Ziel der Therapie sollte die Erweiterung von Lautkontrasten innerhalb eines sinnvollen kommunikativen Kontextes sein.
- Das Kind sollte aktiv an der Lernsituation beteiligt sein.

Auditive Wahrnehmung

Aufgrund ihrer Bedeutung für den Laut- und Schriftspracherwerb, bildet die Förderung der auditiven Wahrnehmung, insbesondere der phonologischen Bewusstheit, einen Schwerpunkt innerhalb der phonologisch orientierten Therapie (Flossmann, Schrey-Dern & Tockuss, 1998). Darauf aufbauend bzw. parallel dazu erfolgt die gezielte Arbeit an den phonologischen Prozessen (vgl. Minimalpaartherapie, Metaphon).

Förderung der basalen auditiven Wahrnehmung

Als Vorbereitung auf die Behandlung der sprachlichen Ebene, sollte insbesondere bei jüngeren Kindern sowie bei Kindern mit umfassenden Sprachentwicklungsstörungen, zunächst die auditive Wahrnehmung im **nicht-sprachlichen Bereich** gefördert werden. Das Ziel liegt zunächst darin, die Aufmerksamkeit des Kindes auf auditive Reize zu lenken. Darüber hinaus beinhaltet dieser Bereich u.a. Übungen zur Lokalisation, Speicherung und/oder Differenzierung von Geräuschen, Tönen bzw. Rhythmen (u.a. Breitenbach, 1989; Olbrich, 1989; Lauer, 1999). Die auditive Aufmerksamkeit sowie die Differenzierungs- und Merkfähigkeit für nichtsprachliche Reize kann mit Computerprogrammen wie „Detektiv Langohr" (Trialogo, 1997) oder „Audiolog" (Flexoft Education, 1996) verbessert werden. Dabei werden verschiedene Alltagsgeräusche, Musikinstrumente etc. in Verbindung mit visuellen Reizen angeboten. Der Schwierigkeitsgrad wird gesteigert, indem a) die zu differenzierenden Geräusche zunehmend ähnlicher werden und b) die Menge an Stimuli erhöht wird.

Förderung der phonologischen Bewusstheit

In Anlehnung an den normalen Entwicklungsverlauf sollten zuerst die lautassoziativen Fertigkeiten für Wörter, Silben und Laute bzw. Phonemgruppen gefördert werden, bevor darauf aufbauende lautanalytische Aufgaben angeboten werden (Schneider, Küspert & Roth, 1996). Einen spielerischen Einstieg in diesen Therapiebereich bieten Kinderlieder, Reime oder Abzählverse (vgl. Mehr Zeit für Kinder, e.V., 1997; Hasselmann, 1998) (s. Anhang). Kindern fällt es oftmals leichter, sich sprachliche Angebote zu merken, wenn diese mit rhythmischen Bewegungen verbunden werden. Beispielsweise sitzen sich der Therapeut und das Kind gegenüber, fassen sich an den Händen und bewegen ihre Arme, während sie dazu rhythmisch einen Abzählvers sprechen. Alternativ können auch einfache Formen (Striche, Bögen, Zacken, etc.) zum Rhythmus eines Verses gezeichnet werden (Hertig, 1998).

Bei der Förderung lautassoziativer Fertigkeiten wird zunächst der Umgang mit größeren sprachlichen Einheiten, d.h. mit Wörtern und Silben, geübt (*phonologische Bewusstheit im weiteren Sinne*). Hierzu gehören Aufgaben zur Reimerkennung, z. B.: „Reimt sich ‚Pinsel' auf ‚Insel'?", und Reimproduktion, z. B.: „Sage mir, welches Wort sich auf ‚Insel' reimt?". Es können auch Bilderreime angeboten werden, z. B. soll das Kind zu dem Bild „Haus" ein passendes Reimwort finden (*Laus, Maus*, etc.) (u.a. Leimgruber-Riner, 1998; Küspert & Schneider, 1999). Weitere Übungen zum bewussten Umgang mit Wörtern sind u.a. das Zusammensetzen von Wörtern zu sinnvollen Einheiten (z. B. Haus-tür, Regen-mantel etc.), Signalwörter aus einer Reihe von Wörtern bzw. innerhalb eines Textes zu erkennen (z. B.: „Immer, wenn du den Namen

‚Anna' hörst, darfst du der Puppe einen Stein geben!") oder die Anzahl von Wörtern innerhalb eines Satzes zu bestimmen. Diese Aufgaben fallen dem Kind leichter, wenn sie durch entsprechendes (Bild)-material unterstützt werden, z. B. indem die Anzahl der Wörter im Satz durch Klötze repräsentiert wird. Um silbische Einheiten zu verdeutlichen, können Spiele zur Silbendifferenzierung angeboten werden, wie z. B. „Silbenklatschen". Dabei können unbetonte und betonte Silben durch leises bzw. lautes Klatschen unterschieden werden. Zur Veranschaulichung sollten visuelle Hilfen eingesetzt werden, z. B. für jede Silbe eines Wortes wird ein Stein unter die entsprechende Bildkarte gelegt.

Erst wenn das Kind bei der Unterscheidung von Wörtern und Silben sicher ist, erfolgt die Analyse und Synthese von Lauten im Wort (*phonologische Bewusstheit im engeren Sinne*). Da es Kindern leichter fällt, silbisch abtrennbare Vokale zu identifizieren, als Konsonanten, sollte mit Vokalen begonnen werden, z. B.: „Wie heißt der erste Laut bei dem Wort ‚Ofen'?" (Mannhaupt & Jansen, 1989). Weitere Übungen und Spiele zur Förderung der phonologischen Bewusstheit bei Vorschulkindern finden sich u.a. bei Küspert und Schneider (1999) oder Wettstein und Rey (1996).

Weil der Umgang mit Schrift ein (metasprachliches) Reflektieren über Sprache fördert, ist es auch bei Vorschulkindern sinnvoll, das auditive Wahrnehmungstraining durch Schriftzeichen zu unterstützen (Hacker, 1999). Die Tabelle **10** gibt einen Überblick über den Therapiebereich „Auditive Wahrnehmung".

Tab. **10** Phonologisch orientierte Therapie. Bereich: Auditive Wahrnehmung

---

A Förderung der nichtsprachlichen auditiven Wahrnehmung

Beispiele:
- Auditive Aufmerksamkeit
  bezogen auf Geräusche, Klänge, Rhythmen etc.

- Lokalisation, Differenzierung, Merkfähigkeit/Sequenzierung
  bezogen auf Geräusche, Klänge, Rhythmen etc.

B Förderung der phonologischen Bewusstheit

Beispiele:
- Grobe auditive Merkmale auf Wort- und Silbenebene erkennen
  - Reimerkennung, Reimbildung
  - Wörter zusammensetzen
  - Erkennen von Wörtern in Sätzen oder Texten
  - Silben differenzieren

- Minimale auditive Merkmale erkennen (je nach Alter)
  - Lautanalyse
  - Lautsynthese

Ggf. Einsatz von Schriftsprache

Tallal et al. (1996) haben einen Ansatz zur Behandlung phonologischer Störungen entwickelt, der Übungen zur Förderung der Lautdifferenzierung beinhaltet. Die Autoren gehen davon aus, dass Kinder mit phonologischen Störungen Schwierigkeiten haben, schnelle Frequenzänderungen bei Konsonant-Vokalfolgen zu verarbeiten. In entsprechenden Computerprogrammen werden daher Übungen angeboten, bei denen das Kind verschiedene Silbengebilde unterscheiden soll, z. B. /ata/ versus /aka/. Indem die Konsonanten künstlich um 50% gedehnt werden, werden die Frequenzen von Konsonanten und Vokalen angeglichen. Dadurch wird dem Kind die Lautunterscheidung erleichtert.

Minimalpaartherapie

Bei dem Minimalpaaransatz (Weiner, 1981; Gierut, 1989; Hacker, 1990a, 1999) werden die betroffenen phonologischen Prozesse gezielt behandelt. Die therapeutische Arbeit wird in einen sinnvollen kommunikativen Zusammenhang gebettet, wobei generell mit Wortpaaren gearbeitet wird, die sich nur in einem Phonem voneinander unterscheiden (*Minimalpaare*), z. B. „Tanne/Kanne". Es wird davon ausgegangen, dass Kinder mit phonologischen Störungen diese Wörter aufgrund von phonologischen Prozessen gleich aussprechen, sodass sie als *Homonyme* realisiert werden. Mithilfe dieser Minimalpaarwörter werden Missverstehenssituationen geschaffen, in denen das Kind gezwungen wird, seine eigene Aussprache zu überprüfen. Es wird erwartet, dass bestehende phonologische Prozesse durch diese beispielhafte Arbeit mit Wortpaaren überwunden werden und eine Generalisierung auf weitere Laute des gleichen Prozesses stattfindet.

Vorgehen

Auf der Grundlage einer phonologischen Prozessanalyse entscheidet sich der Therapeut für einen zu behandelnden phonologischen Prozess, z. B. für die Plosivierung von Frikativen. Dann wählt er exemplarisch für diesen Prozess ein Lautpaar aus, z. B. /v/ - /b/ sowie ein dazu passendes Minimalpaar, z. B. „Wecker/Bäcker". Grundsätzlich kann die Minimalpaararbeit, je nach Alter des Kindes, auf vielfältige Weise gestaltet werden. Die Angebote reichen von relativ freien, modellierenden Interaktionen (indirektes Vorgehen) bis hin zu eng strukturierten Situationen mit vorgegebenem Bildmaterial (direktes Vorgehen) (Hacker, 1999). Zunächst muss sichergestellt sein, dass das Kind die Bedeutung des Minimalpaares kennt und sinnvoll damit umgehen kann. Dann erfolgt die **rezeptive Diskrimination des Minimalpaares**: Der Therapeut spricht Wörter eines Minimalpaares in zufälliger Reihenfolge mehrmals vor und bittet das Kind, auf die jeweiligen Bildkarten zu zeigen oder eine entsprechende Handlung auszuführen.

Beispiel (*Rezeptives Training*):
Wenn der Therapeut „Tee" sagt, lässt das Kind eine Fee aus einer Tasse Tee trinken. Sagt der Therapeut hingegen „Fee", darf das Kind einen Zauberstein in den Beutel der Fee legen.

Sobald das Kind das Minimalpaar eindeutig auditiv differenzieren kann, werden die **expressiven Fähigkeiten** des Kindes geschult. Hierfür werden die Rollen getauscht und das Kind spricht die ausgewählten Wörter vor. Der Therapeut reagiert entsprechend.

Beispiel (*Expressives Training*):
Das Kind darf nun bestimmen, welche Handlung der Therapeut ausführen soll. Sagt das Kind „Tee", lässt der Therapeut die Fee aus einer Tasse trinken, sagt es jedoch „Fee", legt der Therapeut einen Zauberstein in den Beutel der Fee.

Dies ist der „Moment der Wahrheit" innerhalb der Therapie. Denn was für das Kind unterschiedliche Bedeutung hat, klingt ggf. für den Therapeuten gleich, und das zeigt auch die Handlung. Das Kind deutet dann auf den gewünschten Gegenstand, oder es versucht, den vermeintlichen Irrtum aufzuklären. Der Therapeut kann nun eingreifen und mit dem Kind klären, was passiert ist und wie es seine „falsche" Strategie ändern kann. Hier kann, wenn nötig, ein *phonetischer Exkurs* erfolgen: durch visuelle oder taktil-kinästhetische Hilfe wird dem Kind die richtige Artikulationsstelle bzw. -art bewusst gemacht. Wichtig ist, dass lediglich das Merkmal verstärkt wird und nicht der Laut. Ein Kind, welches z. B. /f/ durch /t/ ersetzt, sagt vielleicht zunächst [tseː] statt „Fee". Obwohl der Ziellaut nicht korrekt artikuliert wurde, ist dennoch das erwünschte Merkmal „frikativ" vorhanden. Dies wird als erster Schritt zur Überwindung des Prozesses anerkannt.

Bei dieser Methode ist entscheidend, dass dem Kind ein Anreiz gegeben wird, das Wort mit dem Ziellaut, im o.g. Beispiel das Wort „Fee", möglichst oft zu produzieren, z. B. indem eine begrenzte Anzahl von „Zaubersteinen" in den Beutel gelegt werden darf, sobald das Kind „Fee" sagt. Andernfalls kann es passieren, dass es seinem bekannten Muster folgt und das Zielwort vermeidet, also in der Rolle des Sprechers lediglich „Tee" äußert. Zur Generalisierung des Gelernten, können anschließend freie Kommunikationssituationen angeboten werden (Hacker, 1990).

Auswahl des Wortmaterials

Das Wortmaterial sollte hinsichtlich linguistischer Kriterien, wie Wortart, Betonung, Position des Lautes im Wort, Silbenstruktur etc. kontrolliert sein. Nach Camarata und Schwartz (1985) werden z. B. Objektwörter signifikant korrekter produziert als Aktionswörter. Die *phonetische Umgebung* eines Lautes kann sich ebenfalls auf die korrekte Aussprache eines Wortes auswirken. So wird es einem Kind leichter fallen, z. B. einen velaren Laut innerhalb eines Wortes zu bilden, das einen Hinterzungenvokal und/oder andere velare Konsonanten enthält, wie bei „Kuckuck" oder „Kuchen", als innerhalb eines Wortes, das andere alveolare Laute beinhaltet, wie z. B. bei „Katze" (Hacker, 1999).

Verschiedene Autoren haben untersucht, wie viele Minimalpaare notwendig sind, bis Kinder die korrekten Lautproduktionen auf ungeübte Items übertragen (Weiner, 1981; Elbert et al, 1991). In einer Therapiestudie von Elbert et al. (1991) wurde mit drei bis zehn verschiedenen Minimalpaaren gearbeitet. Dabei zeigte sich, dass in der Regel einige wenige Minimalpaare ausreichen, um eine Generalisierung der korrekten Lautproduktion auf ungeübte Wörter zu bewirken (vgl. Hartmann, 1996). Eine Auswahl an Minimalpaaren geben u.a. Babbe (1993b) sowie Hasselmann und Hellrung (1997). Im Anhang dieses Buches befindet sich ebenfalls eine Liste mit geeigneten Minimalpaarwörtern, geordnet nach phonologischen Prozessen.

Eine Variante des Minimalpaaransatzes wurde von Elbert und Gierut (1986) entwickelt. Bei ihrem „*Maximal Opposition Approach*" werden Wortpaare eingesetzt, deren Phoneme sich in möglichst vielen Merkmalen unterscheiden. Bei einem Prozess, wie der Plosivierung von Frikativen würde dem Frikativlaut z. B. ein Nasallaut gegenübergestellt, z. B. /f/ versus /m/. Ein passendes Wortpaar wäre dann „Futter/ Mutter". Damit wird die Tatsache berücksichtigt, dass Kinder im Laufe der phonologischen Entwicklung zuerst maximale Lautkontraste erwerben (Jakobson, 1969). Die Autorinnen unterscheiden zwei Trainingsmethoden. Bei dem „training deep" wird ein spezifischer Laut, exemplarisch für eine Lautgruppe in entsprechenden Wortpaaren trainiert, während bei dem „training broad" sämtliche Laute einer Lautgruppe berücksichtigt werden. Generalisierungseffekte beider Lernmethoden konnten nachgewiesen werden. In der Tabelle **11** ist das Vorgehen bei der Minimalpaartherapie beispielhaft dargestellt.

Tab. **11** Minimalpaartherapie

Vorgehen	Beispiele
A Vorbereitungsphase	
• Diagnostik: Phonologische Prozessanalyse	z. B. *LOGO:* Aussprachprüfung (Wagner, 1994)
• Wahl des phonologischen Prozesses	Plosivierung von Frikativen
• Wahl des Lautpaares	/t/ - /f/
• Wahl des Minimalpaares	Tee/ Fee
• Auswahl des Materials	Tasse, Handpuppe, Steine
B Therapiephase	
• Wortbedeutungen klären	Was ist Tee? Was ist eine Fee?
• Rezeptive Diskrimination von Minimalpaaren	Der Th. spricht Wörter eines Minimalpaares in zufälliger Reihenfolge mehrmals vor und bittet das Kind, eine entsprechende Handlung mit einer Handpuppe auszuführen.
• Produktion von Minimalpaaren	Nun werden die Rollen getauscht und das Kind spricht Wörter vor. Der Th. handelt. Ggf. phonetischer Exkurs!
• Transfer	Bildbeschreibungen, Rollenspiele etc.

Hartmann (1996) ist der Frage nach der Effizienz des Minimalpaaransatzes nachgegangen. Er zitiert mehrere angloamerikanische Therapiestudien, die mit insgesamt 36 Kindern unterschiedlichen Alters durchgeführt wurden, und die, bis auf eine Ausnahme zu dem Schluss kamen, dass die Minimalpaartherapie (sehr) effizient ist. Der Autor weist jedoch kritisch darauf hin, dass bei den Interventionen unterschiedliche Methoden verwendet wurden, und dass nicht kontrolliert wurde, ob die Generalisierungseffekte auch über die Wortebene hinaus in freien Kommunikationssituationen aufgetreten sind.

Ein therapeutisches Vorgehen nach dem Minimalpaaransatz ist dann sinnvoll, wenn sichergestellt ist, dass der Patient den geforderten Ziellaut in einem anderen Kontext produzieren kann, also über die motorischen Fähigkeiten zur Produktion des Lautes verfügt. Da es sich hierbei um einen eher direktiven Ansatz handelt, sollte eine vertrauensvolle Patient-Therapeut-Beziehung vorausgesetzt werden. Bei Kindern mit ausgeprägtem Störungs- oder Vermeideverhalten ist er möglicherweise gar nicht einsetzbar.

Metaphon

Metaphon ist ein Therapieprogramm zur Behandlung phonologischer Störungen bei Kindern ab ca. vier Jahren (Howell & Dean, 1994). Es wurde von Janet Howell und Elizabeth Dean am Queen Margaret College entwickelt und erschien erstmalig 1991 in englischer Sprache, eine 2. Auflage folgte 1994.

Bei diesem Ansatz werden verschiedene Elemente der phonologischen Therapie, wie die Förderung der metaphonologischen Bewusstheit und die Minimalpaararbeit, in ein strukturiertes Therapieprogramm integriert. Über die Ebenen Geräusch, Silbe, Wort und Satz wird die kontrastive Funktion von Phonemen verdeutlicht. Ein wesentliches Ziel dieses Ansatzes liegt darin, die Aufmerksamkeit des Kindes auf Laute bzw. Lautgruppen zu lenken, indem die Lauteigenschaften kindgerecht veranschaulicht werden.

Auswahl eines phonologischen Prozesses

Als Grundlage für dieses Behandlungsprogramm sollte eine phonologische Prozessanalyse durchgeführt werden. Dean et al. (1990) haben zu diesem Zweck ein eigenes Diagnostikverfahren entwickelt, das *Metaphon Ressource Pack*. Es wird hier jedoch nicht ausführlich dargestellt, da es weitgehend mit den o.g. phonetisch-phonologischen Prüfverfahren u.a. von Wagner (1994) und Hacker (1999) vergleichbar ist. Neben einem Screening, welches einen Überblick über die kindliche Aussprache gibt, wird eine genauere Analyse phonologischer Prozesse durchgeführt. Das Verfahren überprüft vorwiegend solche Ersetzungs- und Silbenstrukturprozesse, die bei Kindern mit phonologischen Störungen häufig vorkommen. Sie entsprechen größtenteils den phonologischen Prozessen deutscher Kinder. Darüber hinaus ist ein Monitoring zur Ermittlung kurzfristiger Veränderungen während der Therapie vorgesehen. Es enthält spezifische Prüfwörter für jeden phonologischen Prozess. Um Übungseffekte zu vermeiden, sollten diese Prüfwörter jedoch nicht in der Therapie vorkommen.

Therapiephasen

Tab. 12 Therapiephasen bei Metaphon (Howell & Dean, 1994)

PHASE I	
Ersetzungsprozesse	Silbenstrukturprozesse
Konzeptebene	Konzeptebene
Geräuschebene	Geräuschebene
Lautebene	Silbenebene
Wortebene	Wortebene
PHASE II	
Wortebene	Wortebene
Satzebene	Satzebene

Der Aufbau der Therapie ist von der Art des zu behandelnden phonologischen Prozesses abhängig. Es werden Ersetzungs- und Silbenstrukturprozesse unterschieden. Vokalische Prozesse werden aufgrund ihres geringen Vorkommens vernachlässigt. Assimilatorische Prozesse werden nicht explizit berücksichtigt. Diese kontextbedingten Veränderungen sollten jedoch m. E. bei der Auswahl des Wortmaterials beachtet werden (vgl. Minimalpaartherapie).

Metaphon besteht aus zwei eng miteinander verbundenen Phasen, die wiederum in mehrere Therapieschritte unterteilt sind (Tab. 12). Ziel der ersten Therapiephase ist die Förderung metaphonologischer Fähigkeiten. Diese Phase bildet die Grundlage und stellt zugleich den wesentlichen Teil der Therapie dar. In einer zweiten Therapiephase wird das erworbene Wissen in eine sinnvolle Kommunikationssituation übertragen. Ziel dieser Phase ist die Förderung metakommunikativer Fähigkeiten, d.h. das Kind soll lernen, seine Äußerungen zu verändern, damit es verstanden wird.

Behandlung von Ersetzungsprozessen

Wenn ein Kind Laute bzw. Lautgruppen verändert, indem es sie durch andere ersetzt, handelt es sich um einen phonologischen *Ersetzungsprozess*. Die von der Ersetzung betroffenen Lautgruppen werden nun systematisch gegenübergestellt. Wenn ein Kind z. B. Frikative, wie /s, z/ durch Plosive, wie /t, d/ ersetzt, dann werden die Merkmale „frikativ" und „plosiv" kontrastiert. Ersetzt es hingegen velare durch alveolare Laute, z. B. /k, g, ŋ/ durch /t, d, n/, werden die Merkmale „hinten" und „vorne" erarbeitet. Die Auswahl der zu kontrastierenden Lautmerkmale hängt davon ab, welche Laute betroffen sind. Die Gegenüberstellung beginnt auf Geräuschebene und wird anschließend auf Laut-, Wort- und Satzebene fortgesetzt.

Eine Silbenebene ist bei den Ersetzungsprozessen nicht vorgesehen, da die bedeutungsunterscheidenden Lautmerkmale möglichst rasch innerhalb eines sinnvollen kommunikativen Kontextes erarbeitet werden sollten. Nachfolgend werden die einzelnen Therapieschritte und -phasen am Beispiel des phonologischen Prozesses „Plosivierung von Frikativen" genauer dargestellt.

Phase I   Förderung metaphonologischer Fähigkeiten

Ziele: Das Interesse des Kindes für Laute bzw. für das Lautsystem soll geweckt werden. Das Kind soll ein Wissen über die Eigenschaften von Lauten erlangen.

Konzeptebene

Auf dieser Ebene wird noch nicht mit Sprachlauten gearbeitet! Als erster Schritt innerhalb der Behandlung werden **kindgerechte Begriffe** zur Beschreibung der vom phonologischen Prozess betroffenen Lautmerkmale eingeführt. Wenn ein Kind Frikative durch Plosive ersetzt, wird die Bedeutung der Begriffe **„lang"** (frikativ) und **„kurz"** (plosiv) spielerisch erarbeitet. Beispielsweise werden gemeinsam lange und kurze Bananen an einen Baum gehängt oder lange und kurze Würmer geknetet etc.. Welche Begriffe eingeführt werden, hängt von dem zu behandelnden Prozess sowie vom Alter und Interesse des Kindes ab. Sie können auch gemeinsam mit dem Kind festgelegt werden. Dieser spielerische Einstieg ist insbesondere bei solchen Kindern sinnvoll, die bereits ein Störungsbewusstsein entwickelt haben und die einer direkten Arbeit mit Sprachlauten skeptisch gegenüberstehen.

Geräuschebene

Der Kontrast wird nun auf Geräuschebene verdeutlicht. In bezug auf das o.g. Beispiel werden nun lange und kurze Geräusche mit Instrumenten oder im Mundraum erzeugt. Das Kind soll erfahren, dass es eine Vielzahl von Geräuschen und Klängen produzieren kann und dass jegliches Geräusch, sogar ein Tierlaut, hinsichtlich bestimmter Merkmale klassifiziert werden kann. Die Aktivitäten werden in spielerische Handlungen eingebettet. Wenn beispielsweise der Therapeut einen langen Ton auf einer Trillerpfeife pfeift, darf das Kind einem Tier einen langen Schwanz malen. Ertönt hingegen ein kurzer Ton, malt das Kind einen kurzen Schwanz. Anschließend Rollentausch!

Lautebene

Diejenigen Laute, die vom phonologischen Prozess betroffen sind, z. B. Frikative und Plosive, werden nun gegenübergestellt. Zur Veranschaulichung werden jetzt *Referenzkarten* eingeführt, auf denen die relevanten Lautmerkmale bildhaft dargestellt sind, z. B. „Herr Lang" und „Herr Kurz" oder lange und kurze Schlangen (Abb. **12**). Der Therapeut beginnt damit, verschiedene Frikativ- und Plosivlaute in bezug auf eine Referenzkarte, die er z. B. aus einem Gefäß mit Linsen zieht, zu produzieren. Zieht er ein Bild mit einer langen Schlange, äußert er einen Frikativlaut, wie /f/ oder /s/. Hierbei können auch solche Frikative angeboten werden, die das Kind bereits korrekt verwendet. Zieht der Therapeut hingegen das Bild einer kurzen Schlange, sagt er z. B. /t/ oder /b/. Das Kind soll die Laute auditiv **differenzieren** und entsprechend der Merkmale „kurz" bzw. „lang" **klassifizieren**.

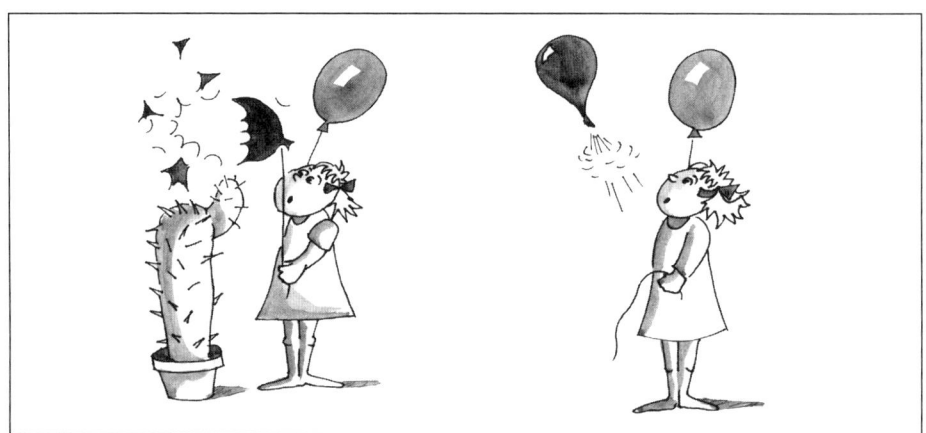

Abb. **12** Referenzkarten für den Substitutionsprozess „Plosivierung von Frikativen"

Als „Antwort" führt das Kind eine entsprechende Handlung aus, z. B. gibt es einer langen bzw. kurzen Schlange Futter oder es malt einen langen bzw. kurzen Stiel an eine Blume. Anschließend zeigt der Therapeut dem Kind die Referenzkarte, damit es seine „Antwort" überprüfen kann. Nachdem der Sprecher ca. fünf Laute produziert hat, werden die Rollen getauscht. Da Kinder oftmals einen Stellvertreterlaut aus einer Merkmalsgruppe auswählen, ist es wichtig, das Kind zu motivieren, möglichst viele verschiedene „lange" und „kurze" Laute zu äußern. Bei schüchternen Kindern kann es einige Stunden dauern, bis solch ein Rollenwechsel möglich ist. In der Regel wird während mehrerer Sitzungen auf Lautebene gearbeitet. Dabei kann der Therapeut jedoch allmählich die Anzahl an Lauten, die zu einer Merkmalsgruppe gehören steigern, z. B. /f, s, v, x/. Falls ein Kind Schwierigkeiten hat, bestimmte Laute phonetisch korrekt zu artikulieren, sollten ihm entsprechende auditive, visuelle und/oder taktilkinästhetische Hilfestellungen gegeben werden. Begleitend können auch Übungen zur Verbesserung mundmotorischer Fähigkeiten durchgeführt werden.

Wortebene

Sobald das Kind die betroffenen Laute auditiv sicher differenzieren und klassifizieren kann, werden Minimalpaare eingesetzt, die den entsprechenden Kontrast „kurz-lang" beinhalten, z. B. „Tee/See" oder „Wecker/Bäcker" (Abb. **13**). Das Kind soll die relevanten Laute **auf Wortebene auditiv identifizieren und klassifizieren** (*phonologische Bewusstheit im engeren Sinne*). Das Vorgehen entspricht dem bei einer Minimalpaartherapie (s.o.).

Zunächst ist das Kind lediglich Hörer! Der Therapeut produziert die Minimalpaarwörter in zufälliger Reihenfolge und das Kind führt eine entsprechende Handlung aus. Beispielsweise legt es bei „Tee" einen Stein in eine Tasse, und bei „See" fischt es einen Fisch aus dem Wasser. Im Unterschied zur Minimalpaartherapie werden bei Metaphon zusätzlich die Referenzkarten mit den vereinbarten Lautsymbolen, z. B. „kurze/lange" Schlangen, eingesetzt. Auf der Rückseite des Bildes „See", ist das entsprechende Symbol für „lang", da dieses Wort mit dem Frikativ /z/ beginnt. Auf der Rückseite von „Tee" ist hingegen das Symbol für „kurz" abgebildet.

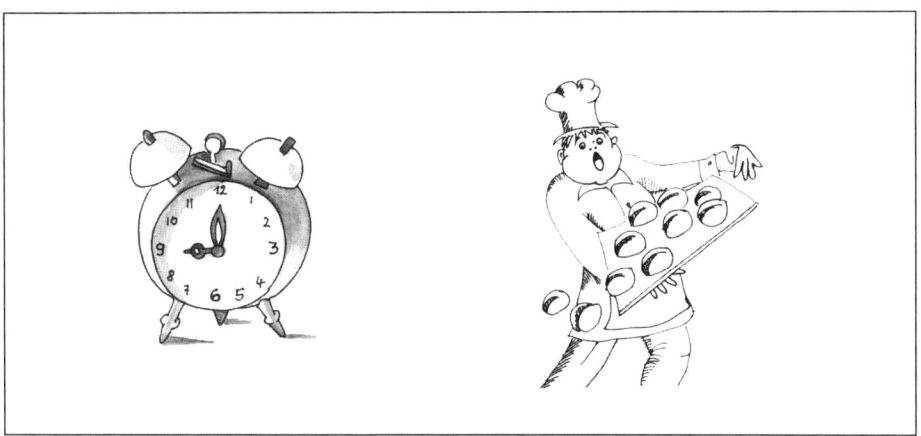

Abb. 13 Minimalpaar „Wecker/Bäcker"

Der Therapeut zieht die Minimalpaarkarten z. B. aus einem Beutel und benennt dann das abgebildete Wort. Als Hilfestellung kann er den Ziellaut betonen und zusätzlich sein Mundbild während der Lautbildung zeigen. Mit zunehmender Sicherheit des Kindes werden diese Hilfen allmählich reduziert. Das phonologische Bewusstsein des Kindes wird gefördert, indem der Therapeut das Kind nach den Lautpositionen fragt, z. B.: „See....weist du, ob hier ein langes oder ein kurzes Geräusch versteckt ist?". Nachdem das Kind geantwortet hat, zeigt der Therapeut die Rückseite der Karte, auf der das entsprechende Referenzsymbol abgebildet ist. Das Kind erhält damit eine eindeutige Rückmeldung darüber, ob seine Antwort korrekt war, oder nicht.

Zunächst wird lediglich ein Minimalpaar eingeführt, später können zwei bis drei weitere Minimalpaare hinzugenommen werden, die entweder andere Ziellaute der Merkmalsgruppe beinhalten und/oder deren Ziellaute in einer anderen Wortpositionen stehen, z. B. „Schal/Tal", „Vier/Tier". Um die Suche nach geeigneten Minimalpaaren zu erleichtern, befindet sich eine entsprechende Wortliste, geordnet nach phonologischen Prozessen, im Anhang. Bei der Auswahl der Minimalpaarwörter sollten neben semantischen, auch linguistische Kriterien wie die Silbenstruktur, Betonung oder phonetische Umgebung berücksichtigt werden. Grundsätzlich sollten zunächst Wörter mit einfachen Silbenstrukturen (z. B. KVKV) eingesetzt werden. Neben Substantiven können auch andere Wortarten, wie Verben oder Adjektive ausgewählt werden. Auch die Silbenposition beeinflusst die Aussprache eines Lautes, beispielsweise werden Frikative erwerbsmäßig früher in silbenfinaler Position gesprochen, als in initialer Position. Falls kein linguistisch und semantisch angemessenes Wortmaterial zur Verfügung steht, können alternativ auch Phantasienamen verwendet werden.

Phase II   Förderung metakommunikativer Fähigkeiten

Ziel: Das Kind soll erkennen, wenn Ausdruck und Inhalt seiner Äußerung nicht übereinstimmen und seine Äußerung korrigieren.

Wortebene

In der zweiten Phase werden die erarbeiteten Inhalte in eine sinnvolle Kommunikationssituation übertragen. Im Unterschied zur ersten Phase werden die eingeführten Minimalpaare nun abwechselnd benannt, d.h. die Rollen werden getauscht. Das Kind gibt die Anweisungen, indem es mehrfach „Tee" bzw. „See" äußert, und der Therapeut führt eine entsprechende Handlung aus. Um das Kind zu motivieren, möglichst oft das Wort mit dem Ziellaut /z/ zu sagen, erhält es, sobald es „See" äußert, einen für ihn interessanten Gegenstand, z. B. einen Fisch. Anhand der Anzahl der Gegenstände, z. B. fünf Fische im See und fünf Tassen für den Tee, wird deutlich, wie oft die Begriffe benannt werden müssen. Eine andere Strukturierungshilfe für das Kind in der Rolle des Sprechers besteht darin, mehrere Abbildungen bzw. Referenzkarten von „Tee" und „See" aus einem Beutel zu ziehen und diese dann zu benennen. Alternativ zu den Realgegenständen kann mit den Referenzkarten gearbeitet werden. Das folgende Spiel wird als „Geheime Botschaften" bezeichnet (Howell & Dean, 1994). Dabei werden die Minimalpaarbilder auf dem Tisch verteilt, wobei die Hälfte der Karten umgedreht wird. Die entsprechenden Referenzsymbole (z. B. kurze/lange Schlangen) sind nicht mehr auf der Rückseite der Minimalpaarkarten abgebildet. Der Sprecher nimmt eine verdeckte Karte und benennt sie, ohne sie zu zeigen. Der Hörer soll die gleiche Karte unter den aufgedeckten Bildern suchen, dann werden die Karten verglichen. In gemeinsamen Gesprächen wird das Kind zur Reflektion über sein Handeln angeregt, z. B.: „Woher wusstest du, dass dieses Bild gemeint war?". Bei zurückhaltenden, schüchternen Kindern kann ein indirekteres Vorgehen günstig sein, z. B. indem der Therapeut eine Handpuppe stellvertretend für das Kind antworten lässt.

Zu Beginn der zweiten Phase wird nur ein Minimalpaar eingesetzt, später werden weitere Wortpaare hinzugenommen (vgl. Phase I, Wortebene). Um darüber hinaus die korrekte Aussprache zu festigen, können die Minimalpaarbilder und ggf. auch andere Wörter mit den Ziellauten als Übungsblätter mit nach Hause gegeben werden.

Satzebene

Beherrscht das Kind die Produktion von Minimalpaaren auf Wortebene, wird zur nächsten Stufe übergegangen. Die Minimalpaare werden jetzt abwechselnd innerhalb **fester Satzmuster** produziert. Bei der Auswahl der Satzmuster sollte darauf geachtet werden, dass die morphologisch-syntaktischen Anforderungen an das Kind möglichst gering bleiben. Es ist günstig, zunächst kurze Sätze auszuwählen, wie z. B.: „Lege ‚Tee' in das Auto!". Später können auch längere Sätze gebildet werden, wie: „Lege ‚See' unter den Herd und ‚Tee' in die Dose!". Damit werden zusätzliche Anforderungen an die auditive Merkspanne gestellt. Am Ende der zweiten Phase regt der Therapeut Diskussionen über die Lauteigenschaften oder über das „Misslingen" der Kommunikation an (s.o.).

Behandlung von Silbenstrukturprozessen

Wenn ein Kind die Silbenstruktur von Wörtern verändert, indem es z. B. Laute auslässt oder hinzufügt, handelt es sich um einen *Silbenstrukturprozess*. Im Unterschied zur Therapie von Ersetzungsprozessen werden keine Lautmerkmale, sondern Silbenstrukturen gegenübergestellt. Welche Silbenstrukturen erarbeitet werden, hängt von dem zu behandelnden phonologischen Prozess ab. Bei dem phonologischen Prozess „Auslassung finaler Konsonanten" werden die Silbenstrukturen KVK und KV geübt. Bei der „Reduktion von Mehrfachkonsonanz" werden hingegen die Strukturen KK(K)V und K(K)V kontrastiert. Da die Produktion komplexer Silbenstrukturen für viele Kinder schwierig ist, bleibt das Kind in der ersten Phase mit Ausnahme der Konzeptebene in der Rolle des Hörers! Die einzelnen Therapieschritte werden nachfolgend am Beispiel des phonologischen Prozesses „Reduktion von Mehrfachkonsonanz" erläutert.

Phase I   Förderung metaphonologischer Fähigkeiten

Ziele: Das Interesse des Kindes für Laute bzw. für das Lautsystem soll geweckt werden. Das Kind soll ein Wissen über Silben- und Wortstrukturen erhalten.

Konzeptebene

Bei dem phonologischen Prozess „Reduktion von Mehrfachkonsonanz" (z. B. Kleid → /kait/) wird die korrekte Silbenstruktur (KKV) der reduzierten Silbenstruktur (KV) gegenübergestellt. Um solche abstrakten Strukturen zu verstehen, muss zunächst sichergestellt sein, dass ein Kind **Mengen und Reihenfolgen** unterscheiden kann. Daher werden spielerische Übungen zu diesen Themen angeboten, z. B. bunte Perlen oder Tiere in eine Reihenfolge bringen und ihre Anzahl vergleichen.

Geräuschebene

Die Merkmale „Anzahl und Reihenfolge" werden nun anhand von Klängen und Geräuschen verdeutlicht, indem z. B. Trommelschläge verglichen werden. Oder es werden abwechselnd ca. drei verschiedene Instrumente angespielt, die sich der Hörer merken soll. Zusätzlich können auch Spiele zur Differenzierung von Silben angeboten werden, z. B.: „Wie oft kannst du bei dem Wort ‚Elefant' klatschen?". Zur Verdeutlichung der Mengen wird eine entsprechende Anzahl an Steinen unter das Bild des Elefanten gelegt.

Silbenebene

Um dem Kind die auditive Differenzierung von Silbenstrukturen zu erleichtern, werden die Silben noch nicht im Wort, sondern zunächst isoliert angeboten. Hierbei können einsilbige Wörter oder Nonsenssilben eingesetzt werden. Wenn das Kind Mehrfachkonsonanten reduziert, werden Silben wie „tra/ta" oder „kla/ka" ausgewählt. Die Zielsilben, wie „tra", „kla", „bla" etc., müssen zwar die gleiche Silbenstruktur haben, sie können jedoch verschiedene Laute beinhalten. Das Kind soll diese Strukturen identifizieren und klassifizieren. Zur Verdeutlichung des Kontrastes werden Referenzkarten eingeführt, die den Kontrast (KK(K)V versus K(K)V) visualisieren, z. B. Züge mit zwei, bzw. einer Lokomotive (Konsonanten) und einem Waggon (Vokal) oder einer Kutsche (Vokal) mit zwei, bzw. einem Pferd davor (Konsonanten). Zieht der Therapeut z. B. eine Karte mit zwei Lokomotiven und einem Waggon aus einem Beutel und produziert z. B. „kla", darf das Kind einen Waggon beladen, der von zwei Loks gezogen wird. Zieht er hingegen eine Karte mit einer Lok, und sagt z. B. „ka", darf es einen Waggon beladen, der lediglich von einer Lok gezogen wird. Anhand der Referenzkarte kann das Kind anschließend überprüfen, ob es richtig gehandelt hat. Andere Silbenstrukturprozesse, wie die Auslassung oder Addition von Lauten, können durch Tiere mit und ohne Schwanz bzw. Kopf dargestellt werden (Abb. **14**). Bei dem Prozess „Auslassung finaler Konsonanten" könnte das Kind in der Rolle des Hörers z. B. Autos mit bzw. ohne Anhänger beladen oder Schwänze an Tiere malen. Da Kinder während ihres Lauterwerbs den Silbenschluss bevorzugt nach Kurzvokalen bilden, eignen sich für diesen Prozess Silben, wie „am", „ab", „an" etc., die dem Einzelvokal, z. B. einem /a/, gegenüber gestellt werden.

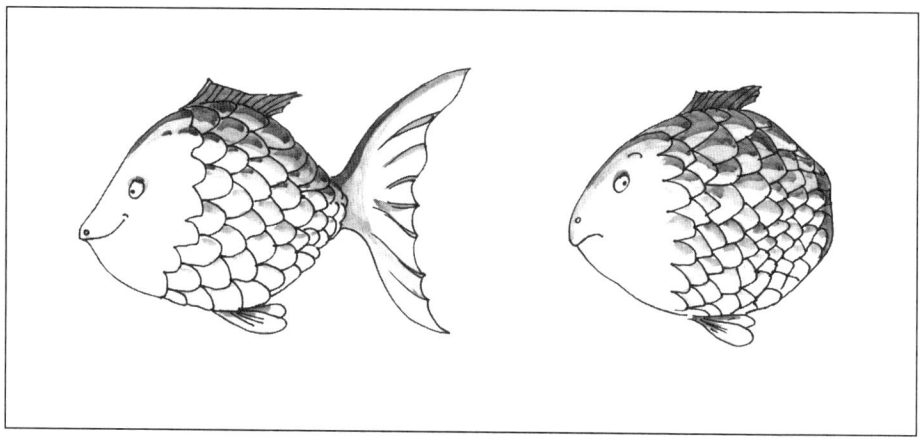

Abb. **14** Referenzkarten für den Silbenstrukturprozess „Auslassung finaler Konsonanten"

Wortebene

Nach den Silben folgen im nächsten Schritt ganze Wörter! Der Therapeut produziert in beliebiger Reihenfolge oder in bezug auf Referenzkarten Minimalpaarwörter, wie z. B. „Taube/Traube". Das Kind führt eine entsprechende Handlung aus, z. B. bei „Taube" füttert es eine Taube und bei „Traube" nimmt es sich eine Traube. Auf der Vorderseite der Referenzkarte ist ein Minimalpaarbild (z. B. „Traube") und auf der Rückseite ist das entsprechende Referenzobjekt abgebildet (z. B. „Zug mit zwei Loks"). Die Abbildung **15** zeigt ein Minimalpaar für den Prozess „Auslassung initialer Konsonanten".

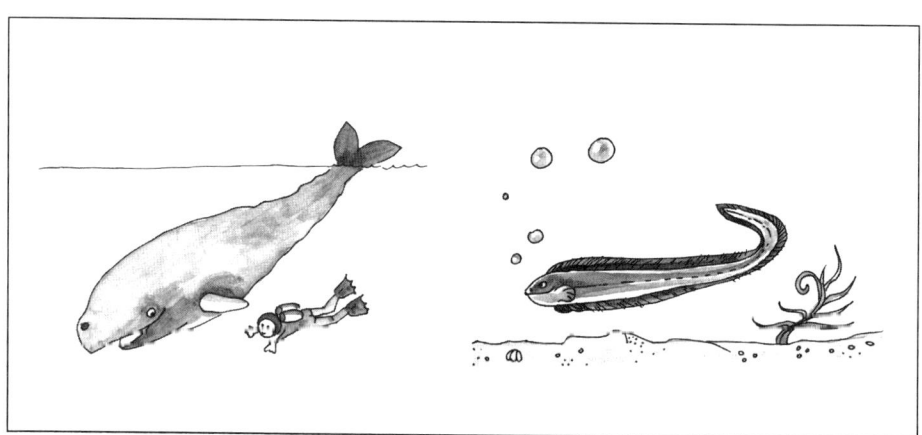

Abb. **15** Minimalpaar „Wal/Aal"

Phase II   Förderung metakommunikativer Fähigkeiten

Ziel: Das Kind soll erkennen, wenn Ausdruck und Inhalt seiner Äußerung nicht übereinstimmen und seine Äußerung korrigieren.

Wortebene

Wie bei den Ersetzungsprozessen werden nun die Rollen getauscht und das Kind produziert die Minimalpaarwörter. Der Therapeut sollte wieder darauf achten, dass das Kind durch das Material motiviert ist, das Zielwort, z. B. „Traube", möglicht oft zu sagen und dass die Anzahl der Äußerungen durch das Material begrenzt wird. Sollte das Kind mehrmals „Taube" statt „Traube" äußern, kann er auf das Referenzsymbol („Zug mit zwei Loks") zeigen und das Kind darauf hinweisen, bei seiner Äußerung an die „zweite Lok" zu denken.

Satzebene

Die erarbeiteten Minimalpaare werden zunächst in feste Satzmuster eingebaut, z. B.: „Lege ‚Traube' in die Dose". Anschließend werden freiere Satzmuster, ggf. mit anderen Minimalpaaren produziert. Am Ende der zweiten Phase wird das Kind dazu angeregt, über die Silbenstrukturen zu reflektieren: „Wieso hast du ‚Traube' genommen? Was ist daran anders als an dem Wort ‚Taube'?"

> „The final aim will be to move in controlled stages towards a situation in which the child and therapist can discuss sounds and the reason for communication breakdown." (Howell & Dean, 1994:109)

Lernsituation: sozialer, verbaler und kognitiver Kontext

Die beschriebenen Inhalte sollten in einem Rahmen stattfinden, der für das Kind angemessenen und motivierend ist. Die aktive Beteiligung des Kindes in der Therapie ist ein Hauptanliegen von Metaphon. Motivierende (Sprach)-Spiele, kindgerechte Begriffe und kommunikative Interaktionen sind deshalb für diese Therapie bestimmend. Der spielerische Umgang mit Sprache wird als eine natürliche und für die (meta)-sprachliche Entwicklung relevante Tätigkeit angesehen:

> „Intervention must involve language play which is intrinsically motivating for the child, and provide an exploratory situation where the child can produce and manipulate phonemes without there being a right answer." (Howell & Dean, 1994:80)

Die Entdeckung von Sprache wird somit bei Metaphon zum Inhalt therapeutischer Intervention. Die Aktivitäten sollten zwar motivierend für das Kind sein, jedoch nicht zu sehr von den eigentlichen Inhalten ablenken. Sie werden deshalb in vorhersagbare, wiederkehrende und einfache Handlungsfolgen eingebettet. Durch die Einführung der kindgerechten Begriffe können Lerninhalte transparent gemacht werden. Sie ermöglichen gemeinsame Gespräche über Lautmerkmale, nicht nur zwischen Therapeut und Kind, sondern auch zwischen dem Kind und anderen Personen:

> „The actual terms do not matter; what is vital is that the labels are meaningful to the individual child and allow each to think and talk about the phonemes and their contrasts." (Howell & Dean, 1994:100)

Ziel therapeutischen Handelns sollte die Konfrontation des Kindes mit seiner eigenen Sprache sein, um dadurch eine Reflexion und Bewusstwerdung anzuregen:

> „The child can learn much more than we think from verbal interaction, provided the context is one that has interest for him... They need a challenge to think again. And it is this kind of element which signals 'Think again- there's something more' that draws children into the thinking process and makes them reflect on what they are doing and saying." (Howell & Dean, 1994:82)

Bei kleineren Kindern oder solchen mit Störungsbewusstsein, wird die phonologische Therapie in freiere Spielsituationen eingebettet. Hierbei setzt der Therapeut verschiedene Modellierungstechniken ein, wie korrigierende Rückmeldungen oder Betonung der Ziellaute. Zusätzlich können die Spielmaterialien bzw. die Handlungen so ausgewählt werden, dass die betroffenen Laute bzw. Lautgruppen oft benannt werden müssen. Zunächst können die Ziellaute lautmalerisch vorgegeben werden, später können auch Wörter eingeführt werden, z. B. Tierfiguren deren Namen die Ziellaute beinhalten, wie „Fifi", „Koko" etc. Außerdem können Missverstehenssituationen geschaffen werden, indem der Therapeut Minimalpaarwörter einbringt: „Meintest du ‚Kanne' oder ‚Tanne'?". Darüber hinaus ist es sinnvoll die Aufmerksamkeit des Kindes auf die lautlichen Elemente von Sprache zu lenken indem allgemeine Sprachspiele, wie Reimbildung oder Silbendifferenzierung, angeboten werden. Sollten neben phonologischen auch phonetische Auffälligkeiten vorliegen, so können die verschiedenen Förderbereiche miteinander kombiniert werden. Wenn ein Kind z. B. Lücken im Lautinventar hat, sollte es zunächst für diese Laute bzw. Lautgruppen sensibilisiert werden. Beispielsweise können Frikative lautmalerisch innerhalb von Spielen mit Wasser und/oder Fahrzeugen angebahnt werden. Nachdem das Kind für bestimmte Lautmerkmale sensibilisiert worden ist, kann eine prozessspezifische phonologisch orientierte Therapie beginnen. Parallel dazu können mundmotorische Übungen weitergeführt werden.

Zeitlicher Rahmen

Die beschriebenen Aktivitäten umfassen je nach Konzentrationsvermögen des Kindes, ca. 10-20 Minuten pro Therapieeinheit. Darüber hinaus können Spiele zur Förderung der allgemeinen auditiven Wahrnehmungsfähigkeit (z. B. Reimerkennung) oder auch mundmotorische Übungen angeboten werden. Soweit keine zusätzlichen Auffälligkeiten vorliegen, sind ca. acht Therapieeinheiten zur Behandlung eines phonologischen Prozesses erforderlich (Howell & Dean, 1994). Howell und Dean schlagen vor, als Verlaufskontrolle ein Screening einzusetzen, das spezifische Prüfwörter für den zu behandelnden phonologischen Prozess enthält. Damit Generalisierungseffekte erfasst werden, sollten diese Wörter nicht in der Therapie, sondern lediglich in der Diagnostik eingesetzt werden. Zeigt ein Kind nach Ablauf der beschriebenen Stunden eine Verbesserung bei ca. 80% der Prüfwörter, so gilt die Behandlung dieses Prozesses als abgeschlossen. Anschließend kann ein weiterer phonologischer Prozess behandelt werden.

Behandlungsplan: „Plosivierung von Frikativen"

Am Beispiel des phonologischen Ersetzungsprozesses „Plosivierung von Frikativen" wird nachfolgend ein Behandlungsverlauf über insgesamt acht Therapieeinheiten skizziert. Die Methoden sind stichwortartig aufgeführt.

Tab. 13 Behandlung des phonologischen Prozesses „Plosivierung von Frikativen"

Phase I	Ebene	Methode
1. Stunde	Konzeptebene	Lange/kurze Schlangen mit langen/kurzen Würmern füttern.
	Konzeptebene	Lange/kurze Strümpfe an eine Wäscheleine hängen.
	Geräuschebene	Lange/kurze Pfeiftöne mit Trillerpfeife produzieren und entsprechend langen/kurzen Zug fahren lassen.
2. Stunde	Geräuschebene	Lange/kurze Töne auf dem Keyboard anspielen und entsprechend lange/kurze Schlangen füttern.
	Lautebene*	Th. produziert Frikative bzw. Plosive. Das Kind pustet Watte auf die Referenzkarte mit dem fliegenden Luftballon (frikativ) oder klebt einen Punkt auf die Karte mit dem platzenden Ballon (plosiv) (s. Anhang).
	Lautebene	Frikative bzw. Plosive werden abwechselnd produziert. Der Hörer darf lange/kurze Schlangen im Sand vergraben.
3. Stunde	Lautebene	Frikative und Plosive werden abwechselnd produziert. Der Hörer darf lange/kurze Haare an Köpfe malen.
	Wortebene*	Th. produziert Minimalpaarwörter, z. B. *See/Tee*. Das Kind baut Türme aus Bauklötzen auf dem Bild mit dem platzenden bzw. mit dem fliegenden Luftballon.
	Wortebene*	Bei *See* angelt das Kind einen Fisch aus einem Aquarium, bei *Tee* legt es einen Muggelstein in eine Tasse.
Phase II		
4. Stunde	Lautebene	(s.o.) Der Hörer darf lange/kurze Blumen in eine Vase stecken.
	Wortebene	Bei *See* bzw. *Tee* einen Stern unter die passende Referenzkarte kleben (Sprecher-Hörer-Wechsel).
5. Stunde	Wortebene	Minimalpaar *Fee/Tee*. Bei *Fee* darf der Hörer einer Fee einen Zauberstein geben, bei *Tee* geht eine Spielfigur Tee trinken.
	Wortebene	Mehrere Abbildungen von *See/Tee* und *Fee/Tee* werden abwechselnd aus einem Aquarium geangelt.
6. Stunde	Wortebene	Minimalpaar *Sonne/Tonne*. Bei *Sonne* malt der Hörer einen Sonnenstrahl, bei *Tonne* malt er einen Tropfen unter eine Wolke.
	Wortebene	Minimalpaar *Wind/Kind*. Bei *Wind* pustet der Hörer Seifenblasen, bei *Kind* wird ein Zahnstocher in einen Kaktus aus Knete gesteckt.
7. Stunde	Wortebene	Mehrere Karten von *Sonne/Tonne* und *Wind/Kind* werden abgekegelt.
	Satzebene	Lege *See/Tee* in den Korb!
8. Stunde	Satzebene	Gib mir *Sonne/Tonne* bzw. *Wind/Kind*!

* Therapeut ist Sprecher

Behandlungsplan: „Alveolarisierung von Velaren"

Die Tabelle 14 stellt einen hypothetischen Therapieverlauf am Beispiel des phonologischen Ersetzungsprozesses „Alveolarisierung von Velaren" dar. Der zeitliche Rahmen ist auf acht Therapieeinheiten begrenzt. Für jede Behandlungsstunde sind die Therapieziele und entsprechenden Methoden, inklusive Therapeutenverhalten, ausführlich beschrieben.

Tab. 14 Behandlung des phonologischen Prozesses „Alveolarisierung von Velaren"

Phase I	Ebene	Therapieziel	Methode
1. Stunde	Konzeptebene	Das Kind soll die Begriffe *vorne/hinten* verstehen.	Fahrzeuge werden *vor/hinter* einem Haus geparkt. Therapeut und Kind agieren gemeinsam. Th. und Kind klopfen abwechselnd mit den Fingerspitzen bzw. dem Handballen auf ein Tambourin.
	Geräuschebene	Das Kind soll Tiergeräusche auditiv differenzieren und nach den Merkmalen *vorne/hinten* kategorisieren.	Einführung von Referenzkarten, z. B. Seehund mit Ball *vorne/hinten* (s. Anhang). Der Therapeut produziert Tiergeräusche *vorne/hinten* im Mund, z. B. zwitschern oder miauen (*vorne*) bzw. fauchen oder knurren (*hinten*). Das Kind führt eine entsprechende Handlung aus, z. B. klebt es einem Seehund Punkte auf den Kopf (vorne) bzw. Schwanz (hinten).
		Da Kind soll verschiedene Tiergeräusche *vorne/hinten* im Mund produzieren.	Dann Rollenwechsel! *Therapeutenverhalten:* Handlungsbegleitendes Sprechen, corrective feedback, Mundbild
2. Stunde	Geräuschebene	s.o.	s.o. (mit anderen Tieren)
	Lautebene	Das Kind soll Velare und Alveolare auf Lautebene auditiv differenzieren und nach den Merkmalen *vorne/hinten* kategorisieren.	Th. zieht Karten mit o.g. Referenzsymbolen von einem Stapel, ohne sie dem Kind zu zeigen und produziert entsprechend einen alveolaren oder einen velaren Laut, z. B. /t/ oder /k/. Das Kind klebt dann einen Ball auf den Kopf oder auf den Schwanz eines Seehundes. Anschließend zeigt der Th. die Referenzkarte und das Kind kann seine Handlung überprüfen. Das Kind ist zunächst nur Hörer!

Phonologisch orientierte Therapie 67

Phase I	Ebene	Therapieziel	Methode
3. Stunde	Lautebene	Das Kind soll Velare und Alveolare auf Lautebene auditiv differenzieren und nach den Merkmalen *vorne/ hinten* kategorisieren.	Th. ist Sprecher und zieht Referenzkarten, z. B. Elefant von *vorne/hinten* (s. Anhang) aus einem Linseneimer. Entsprechend produziert er z. B. /t/, /d/ oder /k/, /g/. Das Kind stempelt auf eine entsprechende Referenzkarte. Anschließend zeigt der Th. die Referenz-karte und das Kind kann seine Handlung überprüfen. Dann Rollenwechsel!
		Das Kind soll Alveolare und Velare auf Lautebene produzieren.	*Therapeutenverhalten*: Hilfestellungen um den Kontrast *vorne/ hinten* auf der Zunge bzw. am Gaumen des Kindes zu verdeutlichen, z. B. Zunge/Gaumen mit einem Spatel oder mit Brausepulver *vorne/hinten* berühren, Spiegelkontrolle.
	Wortebene	Das Kind soll die Laute /t/ und /k/ auf Wortebene im Anlaut auditiv differenzieren und nach den Merkmalen *vorne/hinten* kategorisieren	Minimalpaar *Tasse/Kasse* Der Th. sagt in beliebiger Reihenfolge „Tasse" oder „Kasse" und das Kind darf entweder ein Geldstück aus einer Kasse nehmen oder eine Spielfigur aus einer Tasse trinken lassen. Das Kind ist zunächst nur Hörer! *Th.verhalten*: Der Th. benutzt die Spielfigur als Sprachrohr um laut zu denken, z. B.: „Kasse, ach ja, da mache ich das Geräusch ‚k' hinten im Mund." *Hilfestellungen* s.o.
Phase I+II			
4. Stunde	Lautebene	s.o.	Th. zieht Referenzkarten (z. B. Elefant von *vorne/hinten*) aus einem Sandeimer- und produziert die Laute /t, d, n/ bzw. /k, g, ŋ/. Das Kind belädt entsprechend einen Zug *vorne/hinten* mit Steinen. Anschließend zeigt der Th. die Referenz-karte und das Kind kann seine Handlung überprüfen. Dann Rollenwechsel! *Therapeutenverhalten:* Wenn das Kind in der Sprecherrolle ist, erinnert es der Th. daran, dass es mehrere *vordere* bzw. *hintere* Laute gibt. (Kinder wählen oftmals zunächst einen Stellvertreterlaut aus einer Lautgruppe aus, z. B. nur /k/ oder /t/.)

Phase II	Ebene	Therapieziel	Methode
4. Stunde	Wortebene	Das Kind soll die Laute /t/ und /k/ auf Wortebene im Anlaut auditiv differenzieren, nach den Merkmalen *vorne/hinten* kategorisieren und produzieren.	Minimalpaar *Tasse/Kasse* Der Th. zieht die Karten von einem Stapel. Auf der Rückseite ist das entsprechende Symbol für *vorne/hinten*. Auf dem Tisch liegen mehrere Kopien dieser Bilder (mit umseitigen Referenzsymbolen). Der Th. benennt sein Bild, ohne es dem Kind zu zeigen. Das Kind nimmt eine passende Minimalpaarkarte vom Tisch und entscheidet, welches Referenzsymbol auf der Rückseite abgebildet sein müsste. Die Karten mit den Referenzsymbolen werden dann verglichen. Dann Rollentausch! *Therapeutenverhalten:* In der Rolle des Hörers kommentiert der Th. seine Handlungen, indem er z. B. sagt: „Bei ‚Tasse' mache ich ein Geräusch vorne im Mund ‚t', also müsste auf der Rückseite der Elefant von vorne zu sehen sein." Später fragt er das Kind oder eine Handpuppe, warum ein bestimmtes Referenzsymbol zu einer bestimmten Minimalpaarkarte passt.
5. Stunde	Wortebene	s.o.	Minimalpaar *Teller/Keller* Der Th. zieht die Minimalpaarbilder aus einem Beutel. Auf der Rückseite ist das Symbol für *vorne/hinten*. Bei *Teller* wird ein Puppentisch mit Tellern gedeckt, bei *Keller* wird eine Nuss aus einem Sack genommen, der im Keller eines Puppenhauses steht. Dann Rollenwechsel!
	Wortebene	s.o.	In einer Sandkiste sind mehrere Minimalpaarbilder von *Teller/Keller* (mit dem Referenzsymbol auf der Rückseite) versteckt. Die gleiche Anzahl an Minimalpaarbildern liegt daneben auf dem Boden. Der Sprecher zieht eine Karte aus der Kiste und sagt z. B. „Teller". Der Hörer, der diese Karte nicht sehen darf, soll die gleiche Karte vom Boden nehmen und entscheiden, welches Referenzsymbol auf der Rückseite abgebildet sein müsste. Dann dreht der Sprecher seine Karte um und vergleicht die Bilder mit den Referenzsymbolen.

Phase II	Ebene	Therapieziel	Methode
6. Stunde	Wortebene	s.o.	*Tasse/Kasse* und *Teller/Keller* - alle Bilder in mehrfacher Ausführung. Angelspiel: Die Karten werden abwechselnd geangelt, benannt und der passenden Referenzkarte zugeordnet.
	Satzebene	Das Kind soll die Laute /t/ und /k/ im Wortanlaut innerhalb vorgegebener Satzmuster auditiv differenzieren und produzieren.	Die o.g. Minimalpaare werden abwechselnd innerhalb vorgegebener Satzmuster produziert, z. B.: „Das Huhn hüpft auf ‚Teller/Keller'." Der Hörer führt eine entsprechende Handlung aus.
7. Stunde	Wortebene	Das Kind soll die Laute /d/ und /g/ auf Wortebene im Inlaut auditiv differenzieren, nach den Merkmalen *vorne/ hinten* kategorisieren und produzieren.	Minimalpaar *Bogen/Boden* Der Sprecher zieht eine Bildkarte aus einer Erbsenkiste und benennt sie. Der Hörer sammelt entweder Pfeile für einen *Bogen* oder lässt einen Gegenstand in einen Wasserbehälter fallen, der auf den *Boden* sinkt. Dann Rollenwechsel! Ggf. werden zusätzlich Referenzkarten, mit einem Symbol für vorne/hinten eingesetzt.
	Satzebene	Das Kind soll die Laute /d/ und /g/ im Inlaut innerhalb vorgegebener Satzmuster auditiv differenzieren und produzieren.	Vorgegebene Satzmuster werden abwechselnd produziert, z. B.: „Lege ein Tier auf ‚Bogen/Boden'!" Der Hörer legt Spielfiguren auf das entsprechende Bild.
8. Stunde	Satzebene Transfer in den Alltag	Das Kind soll o.g. Laute in freien Satzmustern korrekt produzieren.	Verschiedene Wörter, welche die kritischen Ziellaute (Velare) beinhalten, werden innerhalb freierer Kommunikationssituationen benannt. Therapeutenverhalten: Corrective Feedback, ggf. visuelle und taktil kinästhetische Hilfen. Ggf. Hinweis auf die erarbeiteten Lautmerkmale.

Parallel zur Behandlung sollten die Eltern als Co-Therapeuten angeleitet werden. Zum Beispiel können die Eltern gemeinsam mit dem Kind Gegenstände aus Zeitschriften ausschneiden, die ein /k/ beinhalten (Koffer, Kerze etc.). Oder das Kind erhält Kopien der Minimalpaarbilder und Referenzsymbole, die es zuhause zuordnen soll. Wie viele der beschriebenen Übungen pro Therapieeinheit durchgeführt werden, und wie viele Laute bzw. Minimalpaarwörter ausgewählt werden, wird individuell bei jedem Kind entschieden. Insofern sind die o.g. Angaben beispielhaft zu verstehen.

Anregungen zur Behandlung phonologischer Prozesse

In Anlehnung an die oben beschriebene Vorgehensweise, werden nachfolgend beispielhaft Anregungen zur Behandlung weiterer typischer phonologischer Ersetzungs- und Silbenstrukturprozesse gegeben. Für die angegebenen Beispiele befinden sich entsprechende Referenzkarten im Anhang.

Ersetzungsprozesse

- **Plosivierung**
  - Phonetische Merkmale: frikativ/plosiv
  - Kindgerechte Begriffe: lang/kurz
  - Referenzkarten: Tausendfüssler/ Biene bzw. Luftballon fliegt/platzt
  - Minimalpaar: Bsp.: Tier/Vier
  - Aktivitäten: lange/kurze Strümpfe sortieren, lange/kurze Haare malen, lange/kurze Würmer kneten, lange/kurze Blumenstiele malen, lange/kurze Schlangen mit Dominosteinen bauen, lange/kurze Züge fahren lassen etc.
- **Alveolarisierung/Velarisierung**
  - Phonetische Merkmale: alveolar/velar
  - Kindgerechte Begriffe: vorne/hinten
  - Referenzkarten: Seehund balanciert Ball über Kopf/Schwanz bzw. Elefant von vorne/hinten
  - Minimalpaar: Bsp.: Teller/Keller
  - Aktivitäten: Gegenstände vor/hinter Figuren stellen, Fahrzeuge vor/hinter Gebäuden parken, Blumen vor/hinter Häusern pflanzen, Figuren steigen vorne/hinten in einen Bus, Punkte vorne/hinten auf eine Zunge kleben etc.
- **Alveolarisierung als Rückverlagerung**
  - Phonetische Merkmale: labiodental/alveolar
  - Kindgerechte Begriffe: Lippe drin/draußen
  - Referenzkarte: Schneckenkopf ist im Schneckenhaus bzw. ist draußen
  - Minimalpaar: Bsp.: Fee/See
  - Aktivitäten: Gegenstände in ein Haus bzw. draußen in den Garten stellen, Muggelsteine in ein Gefäß bzw. daneben legen etc.
- **Stimmgebung/Entstimmung**
  - Phonetische Merkmale: stimmhaft/stimmlos
  - Kindgerechte Begriffe: laut/leise
  - Referenzkarte: Kind schlägt auf Tisch/Trommel
  - Minimalpaar: Bsp.: backen/packen
  - Aktivitäten: Geräusche bzw. Musikinstrumente nach laut/leise sortieren, den Referenzkarten Bilder zuordnen oder Aufkleber auf diese Karten kleben, Fahrzeuge nach laut/leise sortieren etc.
- **Glottalisierung**
  - Phonetische Merkmale: glottal/uvular (bei Ersetzung von /R/ durch /h/)
  - Kindgerechte Begriffe: hauchen/gurgeln
  - Referenzkarte: Ein Kind gurgelt mit Wasser bzw. behaucht eine Glasscheibe
  - Minimalpaar: Bsp.: Rose/Hose
  - Aktivitäten: Klebepunkte auf die entsprechenden Referenzkarten kleben, den Kindern auf den Referenzkarten „Briefe" zuordnen etc.

- **Nasalierung**
  - Phonetische Merkmale: nasal/oral
  - Kindgerechte Begriffe: Luft kommt aus Nase/Mund
  - Referenzkarte: Ein Elefant trötet durch Rüssel bzw. ein Drachen speit Feuer
  - Minimalpaar: Bsp.: Mutter/Futter
  - Aktivitäten: Nasen/Münder in Gesichter malen, Gegenstände sortieren die gut riechen/schmecken, mit Nase/Mund Kerzen ausblasen etc.

Silbenstrukturprozesse

- **Auslassung initialer Konsonanten**
  - Phonetische Merkmale: KVK/VK
  - Kindgerechte Begriffe: ein Geräusch fehlt/fehlt nicht
  - Referenzkarte: Elefant mit/ohne Rüssel
  - Minimalpaar: Bsp.: Wal/Aal
  - Aktivitäten: fehlende Köpfe an Tiere kleben, Züge beladen, die eine/keine Lok haben, Pferde vor eine Kutsche spannen etc.
- **Auslassung finaler Konsonanten**
  - Phonetische Merkmale: KVK/KV
  - Kindgerechte Begriffe: s.o.
  - Referenzkarte: Fisch mit/ohne Flosse
  - Minimalpaar: Bsp.: Fell/Feld
  - Aktivitäten: fehlende Schwänze an Tiere kleben/malen, Waggons an Lok hängen, Fahnen hinten an Schiffe kleben etc.
- **Reduktion von Mehrfachkonsonanz**
  - Phonetische Merkmale: KK(K)V/K(K)V
  - Kindgerechte Begriffe: s.o.
  - Referenzkarte: Giraffe mit/ohne Hals (bei Reduktion auf den ersten Konsonanten)
  - Minimalpaar: Bsp.: Traube/Taube
  - Aktivitäten: entsprechende Anzahl an Pferden (bei KKV: 2 Pferde) vor eine Kutsche spannen, Züge beladen, die eine entsprechende Anzahl an Loks haben, Monster mit zwei Köpfen bzw. mit einem Kopf malen, der Giraffe mit/ohne Hals Futter geben etc.

Evaluation von Metaphon

Dean et al. (1995) haben von 1987 bis 1989 eine erste Therapiestudie mit englischsprachigen Kindern erstellt. Mit einer zweiten, umfangreicheren Studie wurde 1994 begonnen (Waters et al., 1995). Die Methoden und Ergebnisse beider Studien werden im folgenden dargestellt.

Erste Evaluation

Ziele und Hypothesen

Ziel war die Überprüfung der Effektivität von Metaphon in bezug auf die phonologischen und metalinguistischen Leistungen. Fragestellungen:

1. Treten phonologische Veränderungen über das zu erwartende Ausmaß an entwicklungsbedingten Veränderungen auf?
2. Lassen sich Generalisierungseffekte von den behandelten auf die nichtbehandelten phonologischen Prozesse beobachten?
3. Hat die Therapie Auswirkungen auf die metalinguistischen Fähigkeiten?

Es wurde erwartet, dass sich signifikante Leistungsverbesserungen innerhalb der phonologischen Diagnostik zeigen würden. Entsprechende Veränderungen im Wortschatztest wurden nicht erwartet. In bezug auf die metalinguistischen Fähigkeiten wurde erwartet, dass lediglich bei der Phonemsegmentierung und bei der Aufgabe zur kommunikativen Bewusstheit signifikante Verbesserungen auftreten würden.

Probanden

An der Therapiestudie nahmen 13 Vorschulkinder im Alter von 3;7 bis 4;7 Jahren teil. Die Patienten sollten folgende Voraussetzungen erfüllen:
- Die Vorschulkinder sollten älter als 3;7 Jahre sein.
- Die Kinder sollten noch nicht über schriftsprachliche Kenntnisse verfügen, da diese Fähigkeiten einen Einfluss auf die metalinguistische Bewusstheit haben.
- Sie sollten Störungen im Erwerb des Lautsystems haben (unter Ausschluss sensorischer, kognitiver oder motorischer Störungen, inkl. Hörstörungen)
- Sie sollten einsprachig aufgewachsen sein. Dieses Kriterium wurde ausgewählt, da Zweisprachigkeit einen positiven Einfluss auf die metalinguistische Kompetenz haben kann.
- Sie sollten bisher keine Sprachtherapie erhalten haben.
- Ihr Sprachverständnisalter sollte nicht mehr als sechs Monate unter dem chronologischen Alter liegen.
- Es sollten mindestens drei phonologische Prozesse mit einer Auftretenshäufigkeit über 50% vorliegen.

Diagnostikphase

Die Therapiestudie bestand aus zwei Diagnostikphasen (vor und nach der Behandlung) sowie einer Behandlungsphase. Die phonologischen Fähigkeiten wurden mit dem *Metaphon Ressource Pack* (Dean et al., 1990) überprüft. Auf der Grundlage dieser Diagnostik wurden drei phonologische Prozesse mit hoher Vorkommenshäufigkeit ausgewählt. Davon sollten zwei Prozesse behandelt werden, ein Prozess diente zur Kontrolle. Die Auswahl der Prozesse erfolgte anhand von Kriterien, die von Dean et al. (1990) aufgestellt wurden. Die Konstanz des Auftretens dieser Prozesse wurde vor der Behandlungsphase in wöchentlichen Abständen insgesamt dreimal mit einem Monitoringverfahren überprüft. Das Monitoring wurde auch während der Therapiephase zur Messung kurzfristiger Veränderungen eingesetzt. Es enthält eine Auswahl an Prüfwörtern für jeden der zu behandelnden phonologischen Prozesse. Die Prüfwörter sollten nicht innerhalb der Therapie vorkommen. Als Maß für therapieunabhängige Leistungsveränderungen wurde ein Wortschatztest (*British Picture Vocabulary Scales (BPVS)*) (Dunn et al., 1982) durchgeführt.

Zur Messung metalinguistischer Fähigkeiten wurden folgende Aufgaben eingesetzt: In einer Aufgabe zur phonologischen Bewusstheit sollten wortinitiale Phoneme identifiziert werden. In bezug auf die metakommunikative Bewusstheit wurde überprüft, ob die Kinder ihre phonologisch fehlerhaften Äußerungen bei Minimalpaarwörtern verbessern konnten, wenn sie vom Therapeuten nicht verstanden wurden. Zwei weitere Aufgaben bezogen sich auf die Fähigkeit syntaktisch fehlerhafte Sätze zu identifizieren und Sätze in einzelne Wörter zu zerlegen. Die auditive Wahrnehmung wurde anhand von Lautdiskriminationsaufgaben überprüft; Lautimitationsaufgaben dienten der Erfassung sprechmotorischer Fähigkeiten.

Behandlungsphase

Die Kinder wurden einmal wöchentlich in 30- minütigen Sitzungen nach dem Metaphonkonzept behandelt. Ein erster Prozess wurde solange behandelt, bis die Auftretenshäufigkeit im Monitoring bis auf 50% sank; danach wurde der zweite Prozess behandelt. Die Kinder wurden aufgefordert, die Therapieinhalte zuhause zu wiederholen. Nach der Behandlung wurden die oben beschriebenen Diagnostikverfahren erneut durchgeführt.

Ergebnisse

Die Behandlungsphase umfasste, je nach Kind, zwischen 11 und 34 Therapieeinheiten (im Durchschnitt 22,5 Therapieeinheiten). Die Anzahl phonologischer Prozesse wurde bei den behandelten Kindern im Durchschnitt von 6.7 auf 2.5 reduziert. Eine statistische Absicherung mit dem Wikoxon-Test ergab signifikante Leistungsverbesserungen ($p<0.01$). Im Wortschatztest (*BPVS*) waren hingegen keine nennenswerten Veränderungen zu verzeichnen. Ein Generalisierungseffekt von den behandelten auf den unbehandelten phonologischen Prozess trat nicht bei allen Kindern im gleichen Ausmaß auf. Bei einigen Kindern (N=5) war kein derartiger Effekt zu verzeichnen, bei vier Kindern trat ein Generalisierungseffekt auf. In einer dritten Gruppe lagen keine eindeutigen Ergebnisse vor. Diese unterschiedlichen Ergebnisse werden auf folgende mögliche Faktoren zurückgeführt (Howell & Dean, 1994):

- Individuelle Unterschiede zwischen den Kindern (z. B. sozialer Hintergrund).
- Ähnlichkeit zwischen den Prozessen: die Generalisierungseffekte traten vor allem bei ähnlichen phonologischen Prozessen auf, wie zum Beispiel bei der Plosivierung von Frikativen und der Plosivierung von Affrikaten.
- Entwicklungsbedingte Faktoren: in welchem Alter ein bestimmter phonologischer Prozess überwunden wird, und ob das Kind bereits Ansätze zur Überwindung dieses Prozesses zeigt.
- Sprechmotorische Fähigkeiten des Kindes: diejenigen Kinder, bei denen Generalisierungseffekte auftraten, zeigten vor der Behandlung bessere Leistungen bei der Lautimitationsaufgabe.

In bezug auf die metalinguistischen Fähigkeiten konnten signifikante Leistungsverbesserungen im Bereich der kommunikativen Bewusstheit und der Phonembewusstheit nachgewiesen werden. Zudem zeigten sich signifikante Fortschritte bei der Aufgabe zur Segmentierung eines Satzes in Wörter. Obwohl diese Fähigkeit nicht direkt in der Therapie gefördert wird, weisen die Autorinnen auf Zusammenhänge zwischen der Fähigkeit zur Segmentierung von Phonemen und von Wörtern hin.

Zusammenfassend zeigen diese Ergebnisse, dass Metaphon ein geeignetes Therapieprogramm zur Behandlung phonologischer Störungen bei Kindern darstellt. Allerdings wirkt diese Behandlung nicht bei allen Kindern gleich - die Autorinnen sehen darin eine Bestätigung für die Heterogenität dieser Patientengruppe.

Zweite Evaluation

In einer zweiten Studie wurde die Effektivität von Metaphon an einer größeren Stichprobe überprüft. (Waters et al., 1995). Es waren insgesamt 13 Sprachtherapeuten und 56 Kinder aus Großbritannien beteiligt. Das Durchschnittsalter der Kinder lag bei vier Jahren. Neben den Auswahlkriterien und Testverfahren der ersten Studie, wurden die phonologischen Fähigkeiten zusätzlich mit einem standardisierten Testverfahren (*Edinburgh Articulation Test*) (Anthony et al., 1971) überprüft.

Um die Wirksamkeit der Metaphon-Therapiephasen getrennt voneinander zu überprüfen, wurden die Kinder in randomisierter Reihenfolge verschiedenen Behandlungs- und Kontrollgruppen zugewiesen. Ansonsten entsprach das Vorgehen dem der ersten Studie.

- Gruppe 1: Behandlungsumfang: 6 Stunden (Phase 1)
- Gruppe 2: Behandlungsumfang: 10 Stunden (Phase 1 und 2)
- Gruppe 3: Kontrollgruppe (6 Wochen keine Behandlung)
- Gruppe 4: Kontrollgruppe (10 Wochen keine Behandlung)

Ergebnisse

Die phonologischen Leistungen, gemessen mit dem *Edinburgh Articulation Test* (Anthony et al., 1971) und mit dem *Metaphon Ressource Pack* (Dean et al., 1990) zeigten positive Veränderungen in allen Gruppen; signifikante Leistungsverbesserungen zeigten sich jedoch lediglich in der zweiten Gruppe. Die Autorinnen folgern daraus, dass beide Therapiephasen für eine erfolgreiche Behandlung notwendig sind. Weitere Ergebnisse dieser Studie sind noch nicht veröffentlicht.

Therapiestudie: Metaphon bei deutschsprachigen Kindern

In Anlehnung an die o.g. Therapiestudien von Howell und Dean (1994) wurde überprüft, ob sich das Therapieprogramm Metaphon auch auf deutschsprachige Kinder übertragen lässt (Jahn, 1995). Die Studie wurde an zwei vierjährigen deutschsprachigen Jungen (Zwillingen) durchgeführt. Die Ausgangsdiagnose der Kinder lautete: Aussprachestörung mit phonologischem Schwerpunkt. Die phonologische Prozessanalyse ergab sowohl Ersetzungs- als auch Silbenstrukturprozesse. Zusätzlich bestanden leichte Einschränkungen im phonetischen Bereich, d.h. einige Laute, wie /R/, /h/ und /ŋ/ waren nicht im Lautinventar vorhanden und auch nicht über direkte Nachahmung stimulierbar. Die mundmotorischen und oralstereognostischen Fähigkeiten waren altersentsprechend. Die Überprüfung der auditiven Lautdiskrimination mit der Bildwortserie zur Lautagnosieprüfung (Schäfer, 1986) war ohne Befund. Die sonstigen sprachlichen, sozialen, kognitiven, visuellen und motorischen Fähigkeiten waren ebenfalls unauffällig.

Vorgehen

Auf der Grundlage der phonologischen Prozessanalyse wurden drei phonologische Prozesse für die Studie ausgewählt. Es wurde jedoch lediglich ein Prozess therapiert. Dabei handelte es sich um einen multiplen Prozess, bei dem die Merkmale des Artikulationsortes und der Stimmgebung verändert wurden: Die stimmlosen labiodentalen und alveolaren bzw. postalveolaren Frikative /f, s, ʃ/ wurden im Anlaut durch /j/ ersetzt (z. B. Vogel → /joːgl/). Es bestand folglich eine *Lautpräferenz* für /j/, welche die Verständlichkeit der Aussprache beider Kinder stark beeinträchtigte. Die „Stimmgebung" beruhte möglicherweise auf der Schwierigkeit, die Stimmlippen erst bei dem Vokal in Schwingungen zu versetzen („voice onset time", VOT). Die beiden anderen ausgewählten Prozesse, „Öffnung" von /R/ und „Reduktion von Mehrfachkonsonanz", dienten als Kontrollprozesse. Die Aussprache wurde vor, während, unmittelbar nach sowie drei Monate nach Abschluss der Therapie kontrolliert. Als therapieunabhängiges Maß für entwicklungsbedingte Veränderungen wurden die semantisch-lexikalischen Fähigkeiten vor und nach der Behandlung mittels des *Aktiven Wortschatztests (AWST 3-6)* (Kiese & Kozielski, 1979) überprüft.

Behandlungsphase

Die Kinder wurden über einen Zeitraum von 7 Wochen in insgesamt 12 Einzelsitzungen behandelt. In Anlehnung an Metaphon wurde gezielt an dem Prozess der Lautpräferenz gearbeitet: Die stimmlosen Frikative /f, s, ʃ/ wurden dem Ersatzlaut /j/ zunächst auf Lautebene, später auch auf Wortebene und innerhalb fester Satzmuster gegenübergestellt. Die stimmlosen Frikative wurden als „Windgeräusche", der stimmhafte Laut /j/ als „Motorengeräusch" bezeichnet. Auf Wortebene wurden „near minimal pairs", wie „Fackel/Jacke" eingeführt. Die erarbeiteten Laute bzw. Begriffe wurden zur Übung mit nachhause gegeben, z. B. „Schneide Bilder aus, bei denen du ein Windgeräusch hörst!". Parallel zur prozessspezifischen Förderung wurden spielerische Übungen zur Verbesserung der *phonologischen Bewusstheit im weiteren Sinne* durchgeführt, u.a. Spiele zur Reimerkennung bzw. -produktion und zur Silbendifferenzierung.

Ergebnisse

Die Behandlung nach dem Therapieprogramm Metaphon führte bei dem ausgewählten Prozess zu signifikanten Leistungsverbesserungen. Dadurch wurde die Aussprache der Kinder wesentlich verständlicher. Sie reagierten positiv auf die Therapieangebote und zeigten eine erhöhte Aufmerksamkeit gegenüber ihrer eigenen Lautproduktion. D.h., ihre auditive Eigenwahrnehmung verbesserte sich deutlich! Sie interessierten sich vermehrt für Lauteigenschaften und zeigten Freude an der „Entdeckung" und am spielerischen Umgang mit Sprache.

Bei den beiden Kontrollprozessen konnten hingegen direkt nach der Therapie, als auch drei Monate später, keine Leistungsverbesserungen verzeichnet werden. Eine erneute Durchführung des *Aktiven Wortschatztests (AWST 3-6)* ergab ebenfalls keine signifikanten Verbesserungen.

Die Ergebnisse haben beispielhaft gezeigt, dass das Therapieprogramm Metaphon auch bei deutschsprachigen Kindern erfolgreich eingesetzt werden kann. Da es sich hierbei jedoch lediglich um eine Einzelfallstudie handelt, wäre es wünschenswert, diesen Ansatz auf der Grundlage einer größeren Stichprobe zu evaluieren.

Fazit

Im Mittelpunkt des zweiten Teils dieses Buches stand die Diagnostik und Therapie phonologischer Auffälligkeiten im Kindesalter. Da Kinder mit phonologischen Störungen einen Laut prinzipiell sprechmotorisch korrekt realisieren können, steht bei einer phonologisch orientierten Therapie, im Unterschied zur phonetisch orientierten Behandlung, nicht mehr die Anbahnung und Stabilisierung eines einzelnen Lautes, sondern der korrekte Lautgebrauch im Vordergrund. Damit wird die Tatsache berücksichtigt, dass Kinder im Laufe ihres Lautspracherwerbs neben sprechmotorischen auch sprachsystematische Fähigkeiten erlernen, d.h. die Phoneme ihrer Muttersprache in ihrer distinktiven Funktion korrekt im Wort zu gebrauchen.

Als Grundlage für eine phonologische Therapie sollte die Aussprache eines Kindes detailliert überprüft und die phonologischen Fähigkeiten in Form von lautübergreifenden phonologischen Prozessen ermittelt werden (u.a. Wagner, 1994). Verschiedene empirische Studien konnten aufzeigen, dass Kinder mit phonologischen Störungen schlechtere Leistungen im Bereich der phonologischen Bewusstheit haben, und dass diese Fähigkeiten eine wesentliche Voraussetzung für einen erfolgreichen Schriftspracherwerb sind (u.a. Bird & Bishop, 1992; Skowronek & Marx, 1993). Ein wichtiges Ziel der phonologisch orientierten Therapie besteht daher in der Verbesserung metaphonologischer Kompetenzen, z. B. Silbendifferenzierung, Lautanalyse etc.. Diese Fähigkeiten können auch unabhängig von dem zu behandelnden phonologischen Prozess gefördert werden (Küspert & Schneider, 1999).

Zur gezielten Behandlung phonologischer Prozesse wurde der *Minimalpaaransatz* (u.a. Weiner, 1981) sowie das im deutschsprachigen Raum bislang weitgehend unbekannte Therapieprogramm *Metaphon* (Howell & Dean, 1994) ausführlich und beispielhaft dargestellt. Bei dem Behandlungsansatz *Metaphon* werden die *metaphon*ologischen Fähigkeiten gefördert, indem das Kind auf eine spielerische Weise mit den Lauteigenschaften vertraut gemacht wird. Während das Kind bei einer traditionellen, lerntheoretisch orientierten Artikulationstherapie überwiegend in einer passiven Rolle ist, wird es bei Metaphon aktiv am Lerngeschehen beteiligt. Mithilfe kindgerechter Begriffe und Bildkarten werden dem Kind die distinktiven Eigenschaften ganzer Phonemgruppen veranschaulicht. Da die Informationen über die sprachlichen Eigenschaften auch visuell angeboten werden, kann das Kind seine Reaktionen überprüfen. Diese Rückmeldungen sind wichtig, um die Aufmerksamkeit des Kindes auf seine Sprache zu lenken und um seine auditive Eigenwahrnehmung zu verbessern. In Anlehnung an das Sprachverarbeitungsmodell von Hewlett (1990) ist diese Bewusstwerdung eine Voraussetzung für die Veränderung bestehender Sprechmuster.

Im Unterschied zum Minimalpaaransatz, welcher sich lediglich auf die Wortebene bezieht, werden die Kinder bei Metaphon zunächst für Geräusche und Phonemgruppen sensibilisiert. Die Arbeit mit Minimalpaarwörtern erfolgt bei Metaphon erst dann, wenn das Kind die, für den jeweiligen phonologischen Prozess relevanten Lautmerkmale, z. B. „frikativ/plosiv", auf Geräusch- und Lautebene unterscheiden kann. Dieser Therapieansatz kann daher auch bei jüngeren Kindern und solchen mit Störungsbewusstsein eingesetzt werden.

In der klassischen, phonetisch orientierten Dyslalietherapie wird ein Laut nach dem anderen behandelt. Bei Metaphon können mehrere Laute einer Merkmalsgruppe gleichzeitig erarbeitet werden, indem z. B. verschiedene Frikative und Plosive gegenübergestellt werden. Über die strukturierte und stufenweise Erarbeitung von auditiven

Kontrasten wird das phonologische Bewusstsein der Kinder gefördert, wodurch die phonologischen Prozesse allmählich überwunden werden können.

Ein phonologischer Behandlungsansatz kann eine phonetische Therapie (im Sinne von van Riper) nicht ersetzen, sondern stellt vielmehr eine sinnvolle Alternative für bestimmte Patientengruppen dar. Phonologische Störungen können isoliert oder im Rahmen einer allgemeinen Sprachentwicklungsverzögerung auftreten, bei der auch andere linguistische Teilfunktionen, wie z. B. die semantisch-lexikalische Ebene betroffen sein können. Die hier vorgestellte phonologisch orientierte Therapie ist dann als integrativer Teil einer umfassenden Behandlung zu verstehen, bei der die verschiedenen Förderbereiche ineinander greifen.

Anhang

Minimalpaare

Da die Auswahl an Minimalpaaren, die den verschiedenen linguistischen Kriterien (u.a. gleiche Wortart, gleiche Silbenstruktur, gleicher Bekanntheitsgrad, gute Darstellbarkeit) genügen, nicht sehr groß ist, werden nachfolgend verschiedene Minimalpaare, geordnet nach phonologischen Prozessen aufgeführt.

Tabelle A: Ersetzungsprozesse

Phonologischer Prozess	Laute	Initial	Medial	Final
Vorverlagerung bzw. Rückverlagerung	/k/ - /t/	Kanne - Tanne Keller - Teller Kopf - Topf Kasse - Tasse Kante - Tante Katze - Tatze kahl - Tal	Wecker - Wetter	satt - Sack
	/g/ - /d/	Gaumen - Daumen	Nagel - Nadel Feger - Feder Bogen - Boden Wagen - Waden Flieger - Flieder	
	/ŋ/ - /n/		Wange - Wanne Ringe - Rinne	
	/ʃ/ - /z/, /s/	Schal - Saal	Tasche - Tasse	Busch - Bus
	/ç/ - /s/		Küche - Küsse	weich - weiß
	/ç/ - /ʃ/		Kirche - Kirsche	
	/v/ - /z/	Wand - Sand Wal - Saal		
	/f/ - /z/	Fee - See Fahne - Sahne		
	/pf/ - /z/	Pfeil - Seil		
	/k/ - /p/	Kiste - Piste		

Anhang: Minimalpaare

Phonologischer Prozess	Laute	Initial	Medial	Final
Vorverlagerung bzw. Rückverlagerung	/k/ - /b/	Kuss – Bus		
	/t/ - /p/	Tanne - Panne	Matte - Mappe	
	/t/ - /b/	Tank - Bank Tuch - Buch		
	/d/ - /b/	Dach - Bach	Nadel - Nabel	Geld - gelb
Plosivierung	/f/ - /p/	Fass - Pass Felle - Pelle Fels - Pelz		
	/f/ - /t/	Fee - Tee Vier - Tier Fisch - Tisch		
	/v/ - /b/	Wecker - Bäcker Wand - Band Wein - Bein Welle - Bälle wach - Bach		
	/v/ - /k/	Wanne - Kanne Wind - Kind Wald - kalt		
	/s/ - /t/		reissen - reiten	Fels - Feld
	/z/ - /d/	Sieb - Dieb	Esel - edel	
	/z/ - /p/	Suppe - Puppe		
	/z/ - /t/	Sonne - Tonne See - Tee Saal - Tal	reisen - reiten Besen - beten	
	/ʃ/ - /t/	Schal - Tal		
	/ʃ/ - /b/	Schaum - Baum		
Öffnung	/f/ - /h/	Falle - Halle		
	/pf/ - /h/	Pferd - Herd Pfand - Hand		
	/v/ - /h/	Vase - Hase Wand - Hand Wappen - Happen weiß - heiß winken - hinken		

80 Anhang: Minimalpaare

Phonologischer Prozess	Laute	Initial	Medial	Final
Öffnung	/z/ - /h/	Sand - Hand Socke - Hocke		
	/b/ - /h/	Bahn - Hahn Band - Hand Bauch - Hauch		
	/d/ - /h/	Dose - Hose		
	/n/ - /h/	Nase - Hase		
	/m/ - /h/	Mund - Hund Maus - Haus		
	/l/ - /h/	Land - Hand Laus - Haus Lose - Hose		
	/ʁ/ - /h/	Rose - Hose Rasen - Hasen Rand - Hand rund - Hund raus - Haus Reis - heiß		
	/ʃ/ - /h/	Schimmel - Himmel		
	/ts/ - /h/	Zahn - Hahn zart - hart		
Lateralisierung bzw. Delateralisierung	/ʁ/ - /l/	Ratte - Latte Reiter - Leiter Regen - legen Rauch - Lauch raus - Laus		
	/z/ - /l/	Sack - Lack Socke - Locke		
Stimmgebung bzw. Entstimmung	/b/ - /p/	backen - packen Bälle - Pelle	rauben - Raupen	
	/d/ - /t/	Deich - Teich	Mandel - Mantel	
	/g/ - /k/	Gabel - Kabel Garten - Karten		
	/z/ - /s/		reisen - reissen	
	/v/ - /f/	Welt - Feld		
	/v/ - /pf/	Wanne - Pfanne		

Anhang: Minimalpaare 81

Phonologischer Prozess	Laute	Initial	Medial	Final
Nasalierung bzw. Denasalierung	/v/ - /n/	Vase - Nase		
	/d/ - /n/		Faden - Fahnen	
	/f/ - /m/	Futter - Mutter		
	/b/ - /m/	Butter - Mutter		
	/l/ - /m/		Kelle - Kämme	
Affrizierung bzw. Deaffrizierung	/ts/ - /t/	Zopf - Topf Zeh - Tee Zahl - Tal		Platz - platt Netz - nett
	/ts/ - /s/		Katze - Kasse Tatze - Tasse Ritze - Risse	
	/ts/ - /ʃ/	Zahl - Schal Zaun - Schaum zu - Schuh Zäune - Scheune	Tatze - Tasche	

Tabelle B: Silbenstrukturprozesse

Phonologischer Prozess	Initial	Medial	Final
Auslassung initialer bzw. finaler Konsonanten	Schal - Aal Wal - Aal Mais - Eis Spiegel - Igel Schnur - Uhr		Bau - Baum Bär - Berg Decke - Deckel Ei - Eis Fell - Fels, Feld Kinn - Kind Waage - Wagen Zwei - Zweig

Phonologischer Prozess	Laute	Reduktion auf K1	K2	K3
Reduktion von Mehrfachkonsonanz	/bl/	blau - Bau Block - Bock		
	/bʁ/	Brett - Bett Brot - Boot	braten - raten Bretter - Retter	
			Brot - rot Brand - Rand	

Anhang: Minimalpaare

Phonologischer Prozess	Laute	Reduktion auf K1	K2	K3
Reduktion von Mehrfach-konsonanz	/pʁ/		Preis - Reis	
	/fl/		Flasche - Lasche fliegen - liegen Floß - los Flocken - Locken	
	/tʁ/	Traube - Taube		
	/kl/	Klasse - Kasse		
	/gl/		Glocke - Locke	
	/kn/	Knopf - Kopf Knochen - kochen		
	/kʁ/	Kran - Kahn	Kreis - Reis kriechen - riechen	
	/ʃl/	Schlüssel - Schüssel	Schlauch - Lauch	
	/ʃn/		Schnabel - Nabel	
	/ʃt/		Stempel - Tempel	
	/ʃv/		Schwein - Wein Schwelle - Welle schwach - wach	
	/ʃʁ/		schreiben - reiben	
	/ʃtʁ/			Strauch - Rauch Streich - reich

Referenzkarten

Ersetzungsprozess: Plosivierung

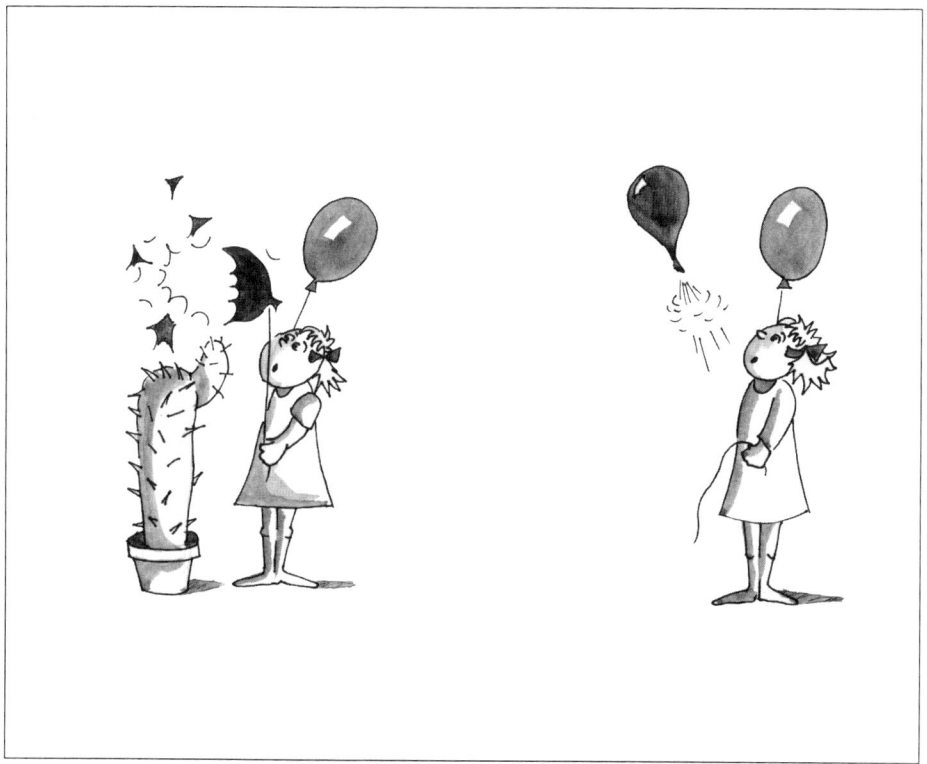

Abbildung **16** Das Mädchen bläst einen Luftballon auf (Merkmal: frikativ, z. B. /v/); der Luftballon platzt (Merkmal: plosiv, z. B. /t/).

Ersetzungsprozess: Plosivierung

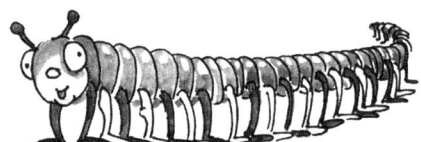
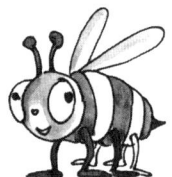

Abbildung **17** Die Raupe ist lang (Merkmal: frikativ, z. B. /v/); die Biene sticht (Merkmal: plosiv, z. B. /t/).

Anhang: Referenzkarten 85

Ersetzungsprozess: Vorverlagerung bzw. Rückverlagerung

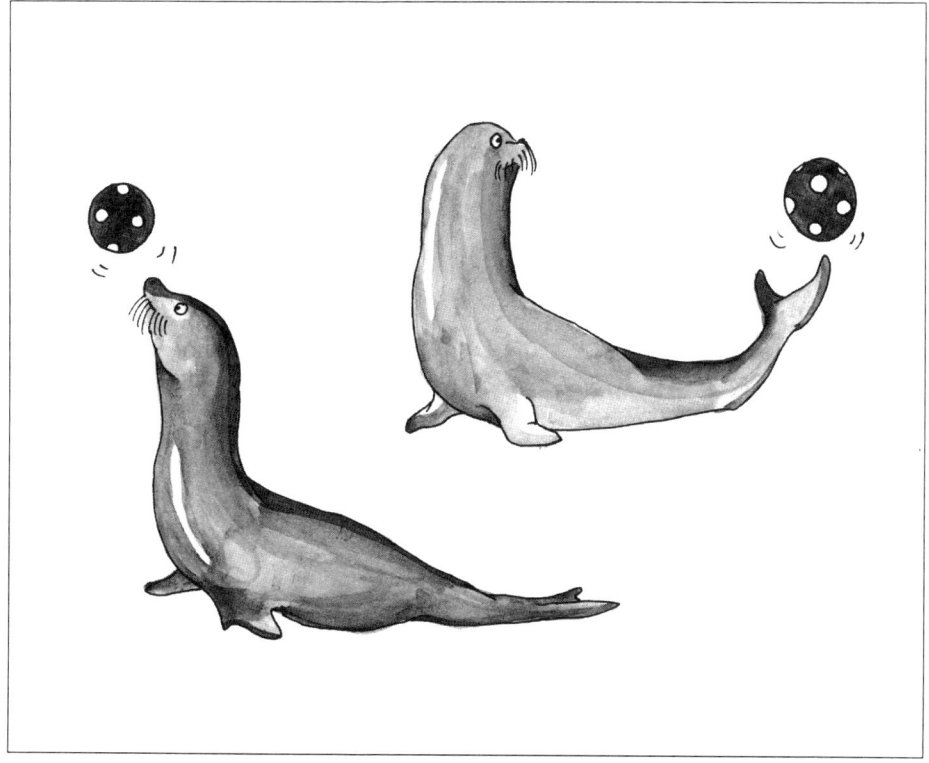

Abbildung **18** Der Ball ist auf der Nase (Merkmal: z. B. alveolar, z. B. /t/); der Ball ist auf der Flosse (Merkmal: z. B. velar, z. B. /k/).

Ersetzungsprozess: Vorverlagerung bzw. Rückverlagerung

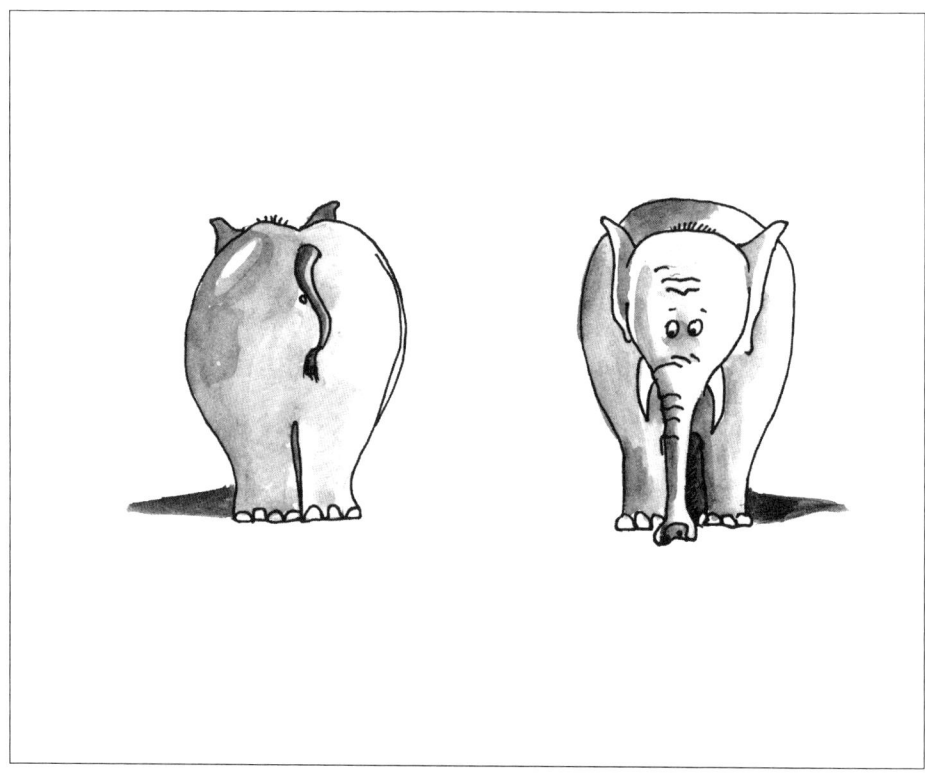

Abbildung **19** Elefant von vorne (Merkmal: z. B. alveolar, z. B. /t/); Elefant von hinten (Merkmal: z. B. velar, z. B. /k/).

Anhang: Referenzkarten 87

Ersetzungsprozess: Vorverlagerung bzw. Rückverlagerung

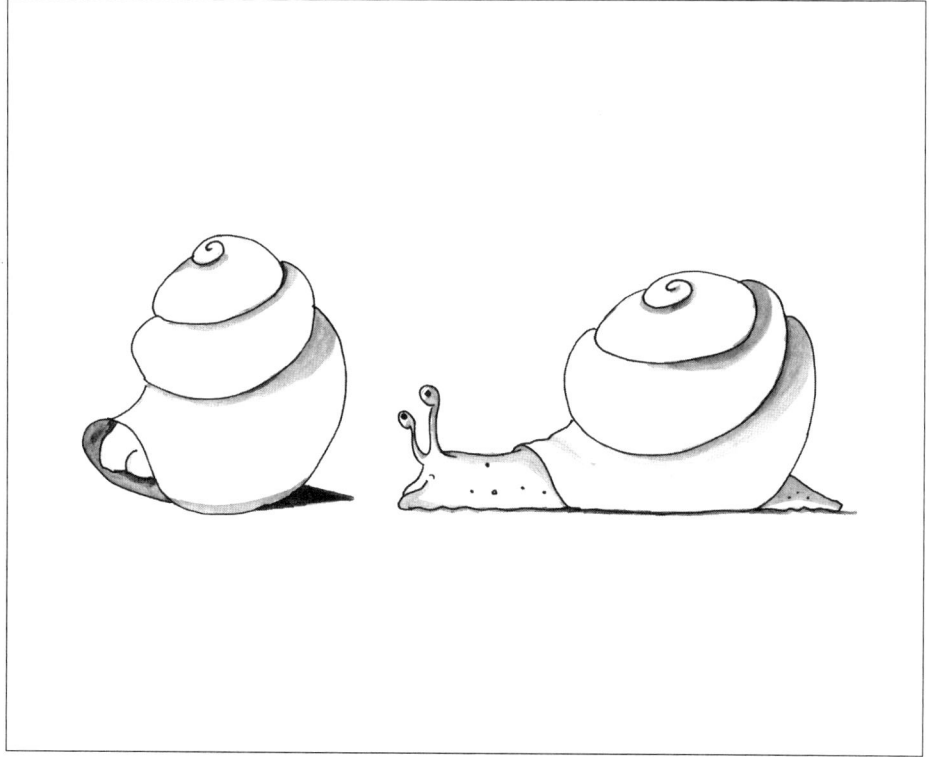

Abbildung **20** Die Schnecke ist im Schneckenhaus (Lippe ist „drinnen") (Merkmal: labiodental, z. B. /f/); die Schnecke schaut heraus (Lippe ist „draußen") (Merkmal: alveolar, z. B. /s/).

Ersetzungsprozess: Stimmgebung bzw. Entstimmung

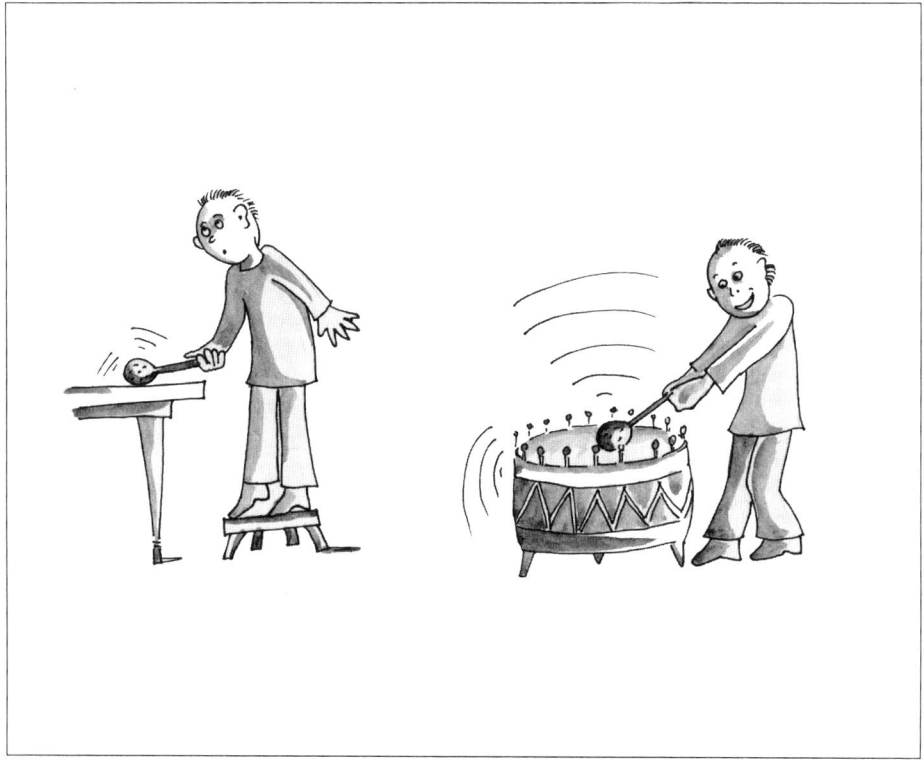

Abbildung **21** Der Junge schlägt auf die Tischplatte (leises Geräusch) (Merkmal: stimmlos, z. B. /p/); der Junge schägt auf die Trommel (lautes Geräusch) (Merkmal: stimmhaft, z. B. /b/).

Anhang: Referenzkarten 89

Ersetzungsprozess: Öffnung

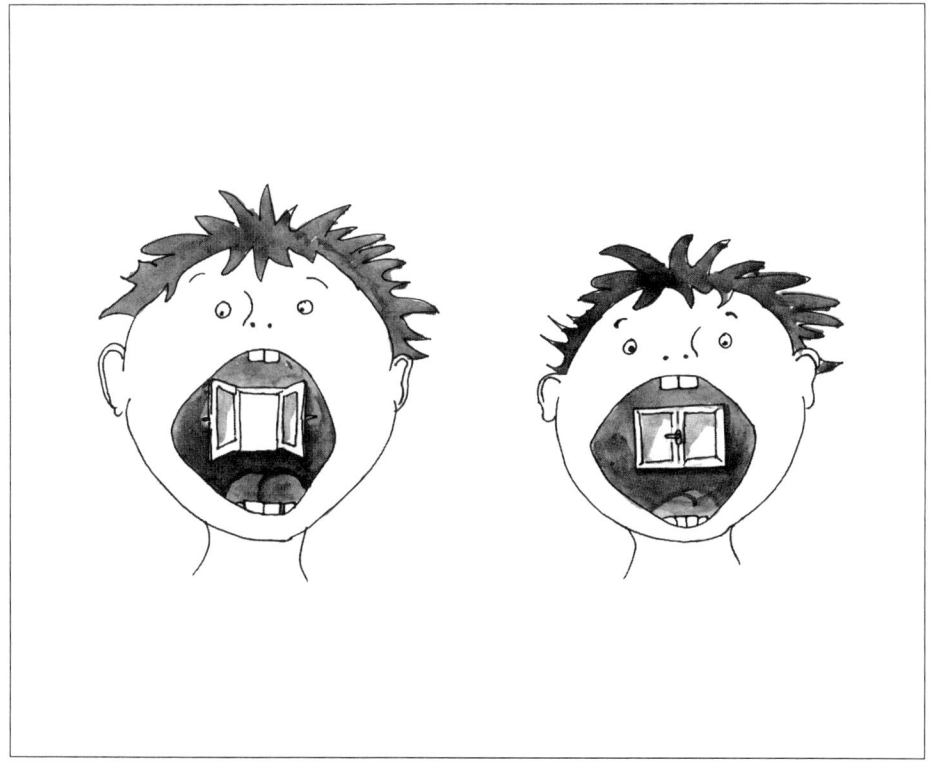

Abbildung **22** Geöffnetes Fenster: Öffnungslaut /h/; geschlossenes Fenster, z. B. /k/.

Ersetzungsprozess: Öffnung

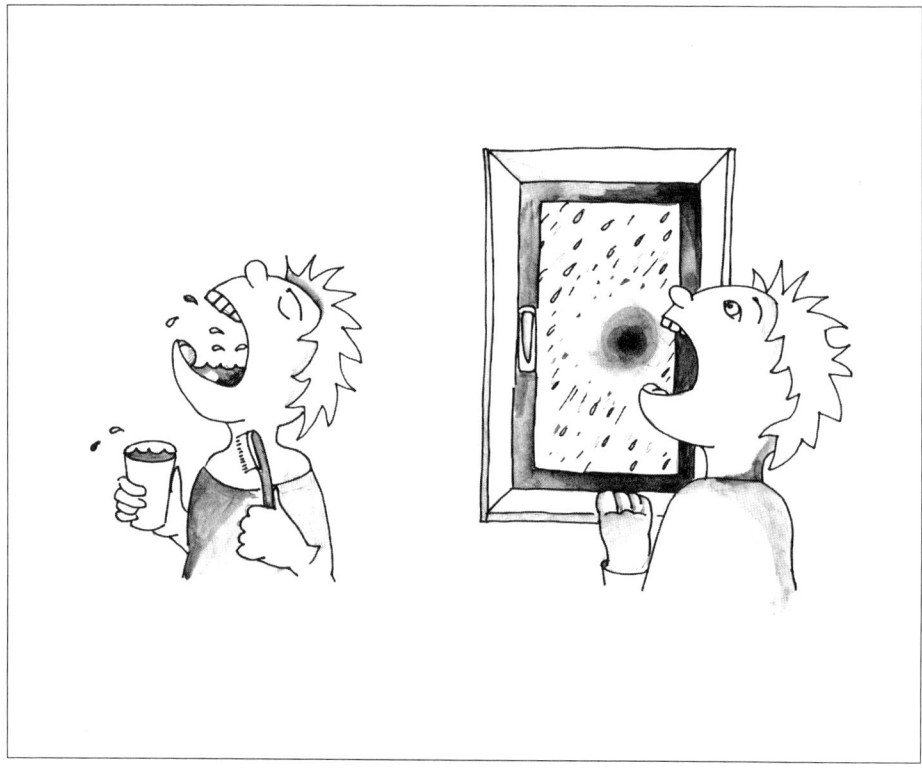

Abbildung **23** Der Junge haucht eine Scheibe an: /h/; der Junge gurgelt: /R/.

Silbenstrukturprozess: Auslassung initialer Konsonanten

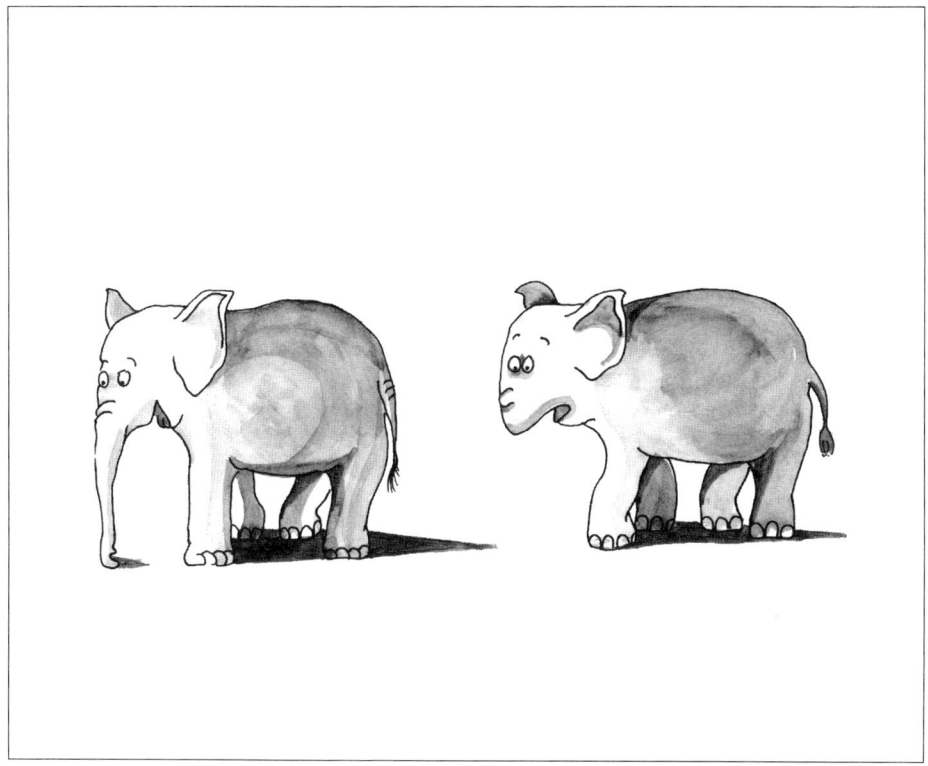

Abbildung **24** Elefant mit bzw. ohne Rüssel, z. B. „Wal" → „Aal".

Silbenstrukturprozess: Auslassung finaler Konsonanten

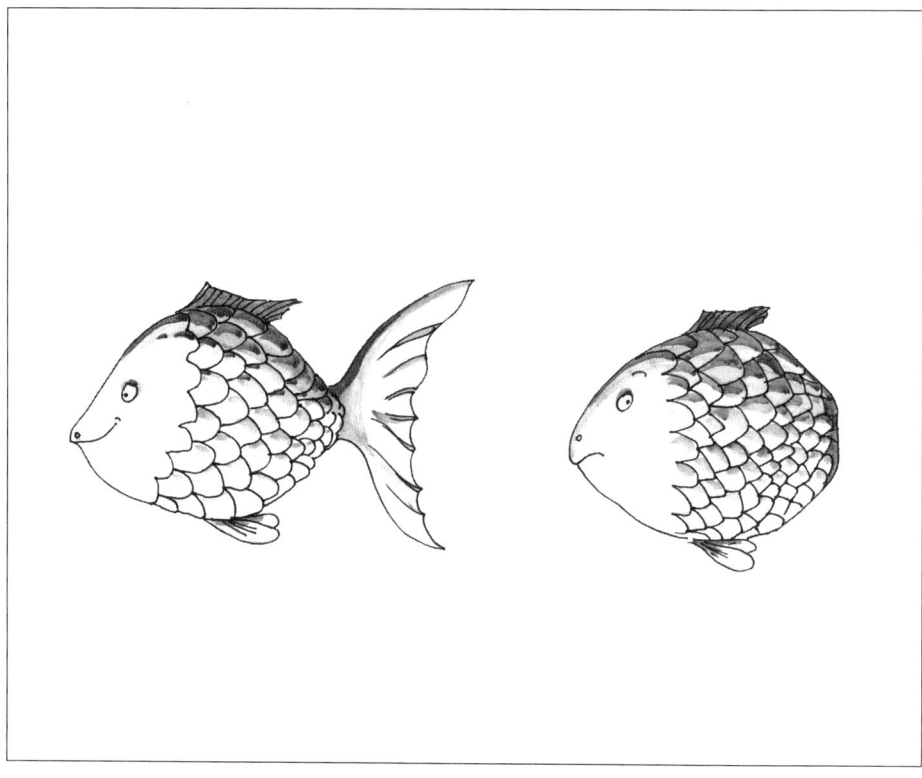

Abbildung **25** Fisch mit bzw. ohne Flosse, z. B. „Eis" → „Ei".

Silbenstrukturprozess: Reduktion von Mehrfachkonsonanz

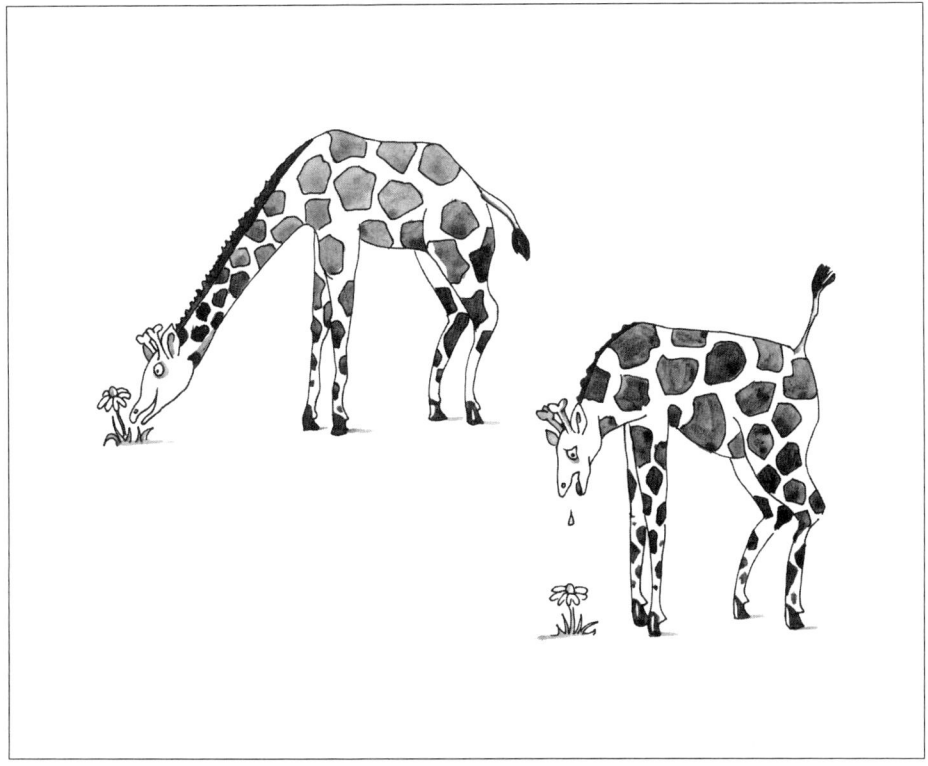

Abbildung **26** Giraffe mit bzw. ohne Hals. Der zweite Konsonant wird ausgelassen, z. B. „Traube" → „Taube".

Abzählverse

Eine kleine Micky-Maus
zog sich mal die Hose aus,
zog sie wieder an,
und du bist dran.

Es lief eine Maus
wohl über das Haus.
Im Trib und Trab,
und du bist ab.

Ene-mene-miste,
es rappelt in der Kiste.
Ene-mene-meck,
und du bist weg.

1-2-3-4-5-6-7,
eine alte Frau kocht Rüben.
Eine alte Frau kocht Speck,
und du bist weg.

1-2-3-4,
hinter dem Klavier,
sitzt 'ne Maus,
die muss heraus.

Ene-mene Mäuse,
wer hat Läuse?
Ene-mene-mu,
die hast du.

Auf dem Berge Sinai
wohnt der Schneider Kikriki.
Seine Frau, die alte Grete,
saß auf dem Balkon und nähte.
Fiel herab, fiel herab,
und das linke Bein brach ab.
Kam der Doktor Hampelmann,
klebt' das Bein mit Spucke an.

Auf einer Insel
wohnt Frau Pinsel.
Ein Stock tiefer
wohnt Frau Kiefer.
Micky-Micky-Maus,
und du bist raus.

Eine kleine Dickmadam
fuhr mal mit der Eisenbahn.
Eisenbahn, die krachte,
Dickmadam, die lachte.
I-a-u, und raus bist du.

Ene-mene-muh,
raus bist du.
Raus bist du noch lange nicht,
sag mir erst wie alt du bist.
(Das Alter wird genannt und die Mitspieler werden mit der entsprechenden Zahl abgezählt.)

1-2-3-4-5-6-7,
wo ist meine Braut geblieben?
Ist nicht hier, ist nicht da,
ist wohl in Amerika.

Ich und du,
Müllers Kuh,
Müllers Esel,
das bist du.

Ene-mene-ming-mang,
kling-klang.
Eier-weier Speck,
und du bist weg.

Literaturverzeichnis

Allmayer, B.: Differentialdiagnostische Abgrenzung und therapeutische Ansätze bei Sprechstörungen im Kindesalter. Forum Logopädie 1 (1997) 9-12
Angermaier, M.: Psycholinguistischer Entwicklungstest (PET). Beltz, Weinheim 1974
Anthony, A., Bogle, D., Ingram, T.T.S.I. & McIsaac, M.W.: The Edinburgh Articulation Test. Livingstone, Edinburgh 1971
Babbe, T.: Pyrmonter Analyse phonologischer Prozesse (PAPP). Steiner, Bad Pyrmont 1993a
Babbe, T.: Pyrmonter Wortpaare, Teil I und Teil II. Zur Therapie von phonetischen und phonologischen Störungen bei Erwachsenen und Kindern. Steiner, Bad Pyrmont 1993b
Barton, D.: The discrimination of minimally-different pairs of real words by children aged 2;3 to 2;11. In: Waterson, N. & Snow, C. (eds.). The development of communication. Wiley, New York 1978
Berko, J. & Brown, R.: Psycholinguistic research methods. In: Mussen, P. (ed.) Handbook of Research Methods in Child Development. Wiley, New York 1960
Bigenzahn, W.: Orofaziale Dysfunktionen im Kindesalter. Grundlagen, Klinik, Ätiologie, Diagnostik und Therapie. Thieme, Stuttgart 1995
Bird, J. & Bishop, D.: Perception and awareness of phonemes in phonologically impaired children. European Journal of Disorders of Communication 27 (1992) 289-311
Bird, J., Bishop, D. & Freeman, N.H.: Phonological Awareness and Literacy Development in Children with Expressive Phonological Impairments. Journal of Speech and Hearing Research 38 (1995) 446-426
Blässer, B.: Die Bedeutung der phonologischen Bewusstheit für das frühe Lesen und Schreiben. Dissertation an der Universität Würzburg 1994
Böhme, G. (Hrsg.): Sprach-, Sprech-, Stimm- und Schluckstörungen. Bd. 1: Klinik. 2. Aufl. Fischer, Stuttgart 1997
Böhme, G. (Hrsg.): Sprach-, Sprech-, Stimm- und Schluckstörungen. Bd. 2: Therapie. Fischer, Stuttgart 1998
Boysson-Bordies, B., Halle, P., Sagart, L. & Durand, C.: A Crosslinguistic Investigation of Vowel Formants in Babbling. Journal of Child Language 16 (1989) 1–17
Bradley, L. & Bryant, P.E.: Rhyme and reason in reading and spelling. The University of Michigan Press, Ann Arbor 1985
Breitenbach, E.: Material zur Diagnose und Therapie auditiver Wahrnehmungsstörungen. Verlag Maria-Stern-Schule des Marienvereins mit Marienheim e.V., Würzburg 1989
Breuer, H. & Weuffen, M.: Lernschwierigkeiten am Schulanfang. Früherkennung und Frühförderung. 2. Aufl. Beltz, Weinheim 1994
Bryant, P.E., MacLean, M., Bradley, L. & Crossland, J.: Nursery rhymes, phonological skills and reading. Journal of Child Language 16 (1989) 407-428
Bußmann, H.: Lexikon der Sprachwissenschaft. 2. Aufl. Kröner, Stuttgart 1990
Butterworth, B.: Disorders of phonological encoding. Cognition 42 (1992) 261-286
Camarata, S. & Schwartz, R.G.: Production of object words and action words: Evidence for a relationship between phonology and semantics. Journal of Speech and Hearing Research 28 (1985) 323-330
Cazden, C.: Play with language and metalinguistic awareness. One dimension of language experience. In: Bruner, J.S., Jolly A. & Sylva, K. (eds.) Play- It's role in Development and Evolution. Penguin Books, Harmondsworth 1976
Cerwenka, M.: Phonetisches Bilder- und Wörterbuch. 8. Aufl. Jugend und Volk, Wien, München 1975
Crystal, D.: Die Cambridge Enzyklopädie der Sprache. 9. Aufl. Campus, Frankfurt 1998

Dannenbauer, F.M.: Phonologische Störung: Alter Wein in neuen Schläuchen? Die Sprachheilarbeit 41 (1996) 275-285
Dannenbauer, F.M.: Auf der Suche nach der verbalen Entwicklungsdyspraxie. Die Sprachheilarbeit 44 (1999) 136-150
Dannenbauer, F.M. & Kotten-Sederqvist, A.: Beziehungen zwischen phonologischen und syntaktischen Defiziten bei sprachentwicklungsgestörten Kindern: Empirische Befunde, Erklärungsansätze und sprachtherapeutische Implikationen. Der Sprachheilpädagoge 18 (1986) 43-61
Dannenbauer, F.M. & Kotten-Sederqvist, A.: "Kasperl" oder "Dafe"? Zum Problem der Repräsentation in der phonologischen Prozessanalyse. Die Sprachheilarbeit 32 (1987) 77-85
Dean, E., Howell, J., Hill, A. & Waters, D.: Metaphon Ressource Pack. NFER Nelson, Windsor 1990
Dean, E., Howell, J., Waters, D. & Reid, J.: Metaphon: a metalinguistic approach to the treatment of phonological disorder in children. Clinical Linguistics & Phonetics 9 (1995) 1-58
Dickmann, C., Flossmann, I., Klasen, R., Schrey-Dern, D., Stiller, U. & Tockuss, C.: Logopädische Diagnostik von Sprachentwicklungsstörungen. Sprachsystematisch konzipierte Prüfverfahren. Thieme, Stuttgart 1994
Dodd, B.J. Differential diagnosis and treatment of children with speech disorder. Whurr, London 1995
Dunn, L.M., Dunn, L., Whetton, C. & Pintilie, D.: British Picture Vocabulary Scales. NFER Nelson, Windsor 1982
Elbert, M. & Gierut, J.A.: Handbook of Clinical Phonology: Approaches to Assessment and Treatment. Taylor & Francis Ltd., London 1986
Elbert, M., Powell, T.W. & Swartzlander, P.: Toward a Technology of Generalization: How Many Exemplars Are Sufficient? Journal of Speech and Hearing Research 34 (1991) 81-87
Ferguson, C.A. & Farwell, C.B.: Words and sounds in early language acquisition. Language 51 (1975) 419-439
Fiukowski, H.: Sprecherzieherisches Elementarbuch. 5. Aufl. Niemeyer, Tübingen 1992
Flexoft Education: Audiolog. Flexoft Education, Schwerte 1996
Flossmann, I., Schrey-Dern, D. & Tockuss, C.: Therapie bei kindlichen Sprach- und Sprechstörungen. In: Böhme, G. (Hrsg.): Sprach-, Sprech-, Stimm- und Schluckstörungen. Bd. 2: Therapie. Fischer, Stuttgart 1998
Fowler, A.E.: How early phonological development may set the stage for phoneme awareness. In: Brady, S.A. & Shankweiler, D.P. (eds.) Phonological Processes in Literacy: A Tribute to Isabelle Y. Liberman. Lawrence Earlbaum, Hillsdale, New Jersey 1991
Fox, A.V. & Dodd, B.J.: Der Erwerb des phonologischen Systems in der deutschen Sprache. Sprache-Stimme-Gehör 23 (1999) 183-191
Frank, G. & Grziwotz, P.: Lautprüfbogen. 6. Aufl. Sprachheilzentrum Ravensburg 1985
Gathercole, S.E. & Baddeley, A.D.: Working memory and Language. Lawrence Earlbaum, Hoves 1993
Gierut, J.: Maximal opposition approach to phonological treatment. Journal of Speech and Hearing Disorders 34 (1989) 81-87
Goad, H. & Ingram, D.: Individual variation and it's relevance to a theory of phonological acquisition. Journal of child language 14 (1988) 419-432
Grohnfeldt, M.: Erhebungen zum altersspezifischen Lautbestand bei drei- bis sechsjährigen Kindern. Die Sprachheilarbeit 25 (1980) 169-177
Grohnfeldt, M. (Hrsg.): Handbuch der Sprachtherapie. Bd. 2: Störungen der Aussprache. Marhold, Berlin 1990
Grohnfeldt, M.: Störungen der Sprachentwicklung. Marhold, Berlin 1993
Grunwell, P.: The Nature of Phonological Disability in Children. Academic Press, London 1981
Grunwell, P.: Phonological therapy: premises, principles and procedures. XIX Congress of IALP. August, University of Edinburgh 1983
Grunwell, P.: Phonological Assessment of Child Speech: PACS. NFER-Nelson, Windsor 1985
Grunwell, P.: Clinical Phonology. Croom Helm Ltd, London 1987

Grunwell, P.: Developmental speech disorders: Clinical Issues and Practical Implications. Churchill Livingstone, Edinburgh 1990
Hacker, D.: Fallbericht: Phonologische Störungen. In: Grohnfeldt, M. (Hrsg.): Handbuch der Sprachtherapie. Bd. 2: Marhold, Berlin 1990a
Hacker, D.: Eine Entdeckungsreise nach L 1 oder: Wie M. sich der Phonologie des Deutschen nähert. Die Sprachheilarbeit 35 (1990b) 64-72
Hacker, D.: Phonologie. In: Baumgartner, S. & Füssenich, I. (Hrsg.) Sprachtherapie mit Kindern. 4. Aufl. Reinhardt, München 1999
Hacker, D. & Weiss, K.H.: Zur phonemischen Struktur funktioneller Dyslalien. Arbeiterwohlfahrt, Oldenburg 1986
Hacker, D. & Wilgermein, H.: Aussprachestörungen bei Kindern. Ein Arbeitsbuch für Logopäden und Sprachtherapeuten. Reinhardt, München 1999a
Hacker, D. & Wilgermein, H. (Hrsg.): AVAK-Test. Analyseverfahren zu Aussprachestörungen bei Kindern. Reinhardt, München 1999b
Hahn, V.: Untersuchung zur oralstereognostischen Leistung bei orofazialen Dyskinesien. Sprache-Stimme-Gehör 21 (1997) 185-191
Hartmann, E.: Was leistet die "Minimalpaar-Therapie" bei aussprachegestörten Kindern? Eine vorläufige Bilanz. Die Sprachheilarbeit 41 (1996) 297-311
Hasselmann, M.: Damit ich besser sprechen kann. Christophorus, Freiburg 1998
Hasselmann, M. & Hellrung, U.: Passt fast - Minimalpaare. Trialogo, Konstanz 1997
Hellquist, B.: Metaphon på svenska. Pedagogisk design, Malmö 1992
Hertig, S: Vers und Form. Rhythmisches Zeichnen. 4. Aufl. Schubi Lernmedien AG, Schaffhausen 1998
Hewlett, N.: Processes of development and production. In: Grunwell, P. (ed.) Developmental speech disorders: Clinical Issues and Practical Implications. Churchill Livingstone, Edinburgh 1990
Hodson, B.W.: The Assessment of Phonological Processes. Interstate Printers and Publishers, Danvill, Illinois 1980
Hoffman, P.R. & Daniloff, R.G.: Evolving Views of Children's Disordered Speech Sound Production From Motoric to Phonological: Special Series: Speech-Language Pathology and Audiology: Looking Back on the Past 25 Years. Journal of Speech-Language Pathology and Audiology 14 (1990) 13-22
Howell, J.: The Metalinguistic Awareness of Phonologically Disordered and Normally Developing Children: a Comparative Study. Unpublished PhD Thesis: University of Newcastle Upon Tyne 1989
Howell, J. & Dean, E.: Treating Phonological Disorders in Children: Metaphon-Theory to Practice: 2nd Edition. Whurr, London 1994
Howell, J. & Dean, E.: Fonologische Stoornissen. Behandeling van kinderen volgens de Metaphontherapie. Swets Test Publishers, Lisse 1998
Howell, J., Dean, E., Hill, A. & Waters, D.: Increasing metalinguistic awareness to assist phonological change. In: Messer, D. (ed.) Critical Influences on Child Language Acquisition and development. Macmilla, London 1993
Hyman, L.M.: Phonology. Theory and analysis. Holt, Rinehart and Winston, New York 1975
Ingram, D.: Phonological disability in children. Edward Arnold, London 1976
Ingram, D.: The defense of the segment in phonological acquisition. Paper presented to the Linguistic Society of America, New York 1986
Ingram, D.: First Language Acquisition: Method, Description and Explanantion. Cambridge University Press, Cambridge 1989
Jahn, T.: Metaphon- Behandlung phonologischer Störungen bei Kindern. Diplomarbeit im Fach Lehr-und Forschungslogopädie an der RWTH Aachen 1995
Jakobson, R.: Kindersprache, Aphasie und allgemeine Lautgesetze. Suhrkamp, Frankfurt 1969
Jansen, H.: Untersuchungen zur Entwicklung lautsynthetischer Verarbeitungsprozesse im Vorschul- und frühen Grundschulalter. Hänsel-Hohenhausen, Egelsbach, Köln, New York 1992

Jansen, H., Mannhaupt, G., Marx, H. & Skowronek, H.: Das Bielefelder Screening zur Früherkennung von Lese-Rechtschreibschwierigkeiten (BISC). Hogrefe, Göttingen 1999

Jansen, H. & Thomé, G.: Entwicklung der /ɛ/-Phonemanalyse im ersten Schuljahr und ihr Zusammenhang mit der Wortschreibung. Zeitschrift für Entwicklungspsychologie und Pädagogische Psychologie 30 (1998) 20-25

Kiese, C. & Kozielski, P.-M.: Aktiver Wortschatztest für drei- bis sechsjährige Kinder (AWST 3-6). Ein Individualtest zur Differentialdiagnose von Sprachentwicklungsstörungen im Vorschulalter. Beltz Test Gesellschaft, Weinheim 1979

Kiparsky, P. & Menn, L.: On the acquisition of phonology. In: MacNamara, J. (ed.) Language Learning and Thought. Academic Press, New York 1977

Kittel, A.: Myofunktionelle Therapie. Schulz-Kirchner Verlag, Idstein 1997

Klicpera, C., Gasteiger-Klicpera, B. & Schabmann, A.: Lesen und Schreiben: Entwicklung und Schwierigkeiten. Huber, Bern 1993

Klicpera, C., Gasteiger-Klicpera, B. & Schabmann, A.: Wieweit unterscheiden sich durchschnittliche Leser mit Rechtschreibschwierigkeiten von Kindern mit Lese- und Rechtschreibschwierigkeiten? Verlauf, Art der Rechtschreibfehler und Lernvoraussetzungen. Zeitschrift für Kinder- und Jugendpsychiatrie 22 (1994) 87-96

Kohler, K.J.: Einführung in die Phonetik des Deutschen. Schmidt, Berlin 1977

Küspert, P.: Phonologische Bewusstheit und Schriftspracherwerb: Zu den Effekten vorschulischer Förderung der phonologischen Bewusstheit auf den Erwerb des Lesens und Rechtschreibens. Lang, Frankfurt 1998

Küspert, P. & Schneider, W.: Hören, lauschen, lernen. Sprachspiele für Kinder im Vorschulalter. Vandenhoeck & Ruprecht, Göttingen 1999

Landerl, K., Linortner, R. & Wimmer, H.: Phonologische Bewusstheit und Schriftspracherwerb im Deutschen. Zeitschrift für Pädagogische Psychologie 6 (1992) 17-32

Landerl, K. & Wimmer, H.: Phonologische Bewusstheit als Prädiktor für Lese-und Schreibfertigkeiten in der Grundschule. Zeitschrift für Pädagogische Psychologie 8 (1994) 153-164

Lauer, N.: Zentral-auditive Verarbeitungsstörungen im Kindesalter. Thieme, Stuttgart 1999

Leimgruber-Riner, E.: Sprachspiele mit der ABC-Schlange. Schubi Lernmedien AG, Schaffhausen 1998

Levelt, W.J.M.: The architecture of normal spoken language use. In: Blanken et al. (eds.) Linguistic Disorders and Pathologies. An International Handbook. De Gruyter, Berlin 1993

Liberman, I.Y., Shankweiler, D., Fischer, F.W. & Carter, B.: Explicit phoneme and syllable segmentation in the young child. Journal of Experimental Child Psychology 18 (1974) 201-212

Linell, P.: Psychological reality in phonology. A theoretical study. Cambridge University Press, Cambridge 1979

Locke, J.: Phonological Acquisition and Change. Academic Press, New York 1983

Lundberg, I., Frost, J. & Petersen, O.: Effects of an extensive program for stimulating phonological awareness in preschool children. Reading Research Quarterly 33 (1988) 263-284

Macken, M.A.: The child's lexical representation: the ‚puzzle-puddle-pickle' evidence. Journal of Linguistics 16 (1980) 1-17

Macken, M. & Ferguson, C.A.: Cognitive aspects of phonological development: model evidence and issues. In: K.E: Nelson (ed.) Children's Language Vol 4. Lawrence Earlbaum, Hillsdale, New Jersey 1983

Magnusson, E. & Naucler, K.: Language disordered and normally speaking children's development of spoken and written language: preliminary results from a longitudinal study RUUL 16, Uppsala University: Department of Linguistics 1987

Mannhaupt, G. & Jansen, H.: Phonologische Bewusstheit: Aufgabenentwicklung und Leistungen im Vorschulalter. Heilpädagogische Forschung 15 (1989) 50-56

Marx, H., Jansen, H., Mannhaupt, G. & Skowronek, H.: Prediction of difficulties in reading and spelling on the basis of the Bielefeld Screening. In: Grimm, H. & Skowronek, H. (Hrsg.) Language acquisition problems and reading disorders: Aspects of diagnosis and intervention. De Gruyter, Berlin 1993

Mehr Zeit für Kinder e.V. (Hrsg.): Sprich mit mir! Pestalozzi, Erlangen 1997

Menn, L.: Evidence for an interactionist-discovery theory of child phonology. Papers and Reports on Child Language Development 12 (1976) 169-177 Stanford University, Stanford

Metzker, H.: Der Stammler-Prüfbogen. Die Sprachheilarbeit 17 (1979) 89-95

Niemeyer, W.: Bremer Lautdiskriminationstest (BLDT) In: Bremer Hilfen für leserechtschreibschwache Kinder. 2. Aufl. Herbig, Bremen 1976

Olbrich, I.: Auditive Wahrnehmung und Sprache. verlag modernes lernen, Dortmund 1989

Panagos, J.M., Quine, M.E. & Klich, R.J.: Syntactic and phonological influences on children's articulation. Journal of Speech and Hearing Research 22 (1979) 841-848

Peters, S.: Kritik an einer „sprachebenenbezogenen" Sichtweise von Sprachentwicklungsstörungen. Die Sprachheilarbeit 45 (2000) 11-19

Ramers, K.H. & Vater, H.: Einführung in die Phonologie. Gabel, Hürth-Efferen 1991

Romonath, R.: Phonologische Prozesse an sprachauffälligen Kindern. Marhold, Berlin 1991

Romonath, R.: Vokalische Fehlrealisationen bei sprachgestörten Kindern: Empirische Ergebnisse und diagnostisch-therapeutische Konsequenzen. Die Sprachheilarbeit 39 (1994) 127-139

Rösel, P.: Methodische Kriterien zur Beurteilung von Verfahren der Lautbildungsprüfung. Die Sprachheilarbeit 28 (1983) 51-60

Schäfer, H.: Bildwortserie zur Lautagnosieprüfung und zur Schulung des phonematischen Gehörs. Beltz, Weinheim 1986

Schneider, W., Küspert, P. & Roth, E.: Trainingsprogramm zur phonologischen Bewusstheit. Arbeiten aus dem Institut für Psychologie der Universität Würzburg, Lehrstuhl für Psychologie IV (Nr. 18) 1996

Scholz, H.J.: Die phonologischen Störungen. Konzept, Analyse und Therapie. In: Grohnfeldt, M. (Hrsg.) Handbuch der Sprachtherapie. Bd. 2: Störungen der Aussprache. Marhold, Berlin 1990

Schwartz, R.G., Leonard, L.B., Folger, M.K. & Wilcox, M.J.: Early phonological behavior in normal-speaking and language disordered children: evidence for a synergistic view of linguistic disorders. Journal of Speech and Hearing Disorders 45 (1980) 357-377

Shriberg, L.D. & Kwiatkowski, J.: Phonological disorders I: A diagnostic classification system. Journal of Speech and Hearing Disorders 47 (1982a) 226-241

Shriberg, L.D. & Kwiatkowski, J.: Phonological disorders II: A conceptual framework for management. Journal of Speech and Hearing Disorders 47 (1982b) 242-256

Skowronek, H. & Marx, H.: Die Bielefelder Längsschnittstudie zur Früherkennung der Lese-Rechtschreibschwäche: Theoretischer Hintergrund und erste Befunde. Heilpädagogische Forschung 15 (1989) 38-49

Skowronek, H. & Marx, H.: Disorders of written language development: Definitions and overview. In: Blanken, G., Dittmann, J., Grimm, H., Marshall, J.C. & Wallesch, C.-W. (eds.) Linguistic Disorders and Pathologies. An International Handbook. De Gruyter, Berlin 1993

Stackhouse, J. & Wells, B.: Children's Speech and Literacy Difficulties. Whurr, London 1997

Stampe, D.: A Dissertation on natural phonology. Garland Publishing, New York 1979

Stiller, U. & Tockuss, C.: (in Druck) Aachener Dyslalie Diagnostik (ADD)

Tallal, P., Miller, S.L., Bedi, G., Byma, G., Wang, X., Nagarajan, S.S., Schreiner, C., Jenkins, W.M. & Merzenich, M.M.: Language Comprehension in Language-Learning Impaired Children Improved with Acoustically Modified Speech. Science 271 (1996) 81-83

Ternes, E.: Einführung in die Phonologie. Wissenschaftliche Buchgesellschaft, Darmstadt 1987

Thomsen, I. B.: Metafonundervisning. Teori og Praksis. Manual. Special-pædagogisk forlag, Herning 1996

Thomsen, I. B.: Mere om metafonundervisning. Teori og Praksis. Special-pædagogisk forlag, Herning 1998

Trialogo: Detektiv Langohr. Übungsset zur Förderung der auditiven Wahrnehmung. Geräusche. Trialogo, Konstanz 1997

Tunmer, W.E. & Bowey, J.A.: Metalinguistic awareness and reading acquisition. In: Tunmer, W.E., Pratt, C. & Herriman, M.L. (eds.) Metalinguistic Awareness in Children: Theory, Research and Implications. Springer, Berlin 1984

Tunmer, W.E. & Rohl, M.: Phonological awareness and reading acquisition. In: Sawyer, D.J. & Fox, B.J.: Phonological awareness in reading -The evolution of current perspectives. Springer, Berlin 1991
Van Kleeck, A.: The emergence of linguistic awareness: A cognitive framework. Merrill-Palmer Quarterly 28 (1982) 237-265
Van Riper, C.: Speech correction. 6. Aufl. Prentice Hall, Inc., Englewood Cliffs, New Jersey 1978
Van Riper, C. & Irwin, J.: Artikulationsstörungen. 5. Aufl. Marhold, Berlin 1994
Velten, H.V.: The growth of phonemic and lexical patterns in infant language. Language 19 (1943) 281-292
Vihman, M.M.: Phonological Development: The Origins of Language in the Child. Blackwell Publishers, Cambridge, Massachusetts 1996
Wängler, H. H. & Baumann-Wängler, J.: Phonetische Logopädie- Die Behandlung von Kommunikationsstörungen auf phonetischer Grundlage, Lieferung 1-6. Marhold, Berlin 1983, 1984, 1985, 1986, 1987
Wagner, I.: LOGO: Aussprachprüfung zur differenzierten Analyse von Dyslalien. Logo Verlag für Sprachtherapie, Wildeshausen 1994
Waters, D., Reid, J., Dean, E. & Howell, J.: Metaphon re-examined: a reply to the commentaries. Clinical Linguistics & Phonetics 9 (1995) 49-58
Waterson, N.: A tentative developmental model of phonological representation. In: Myers, T., Laver, J. & Anderson, J. (eds.) The cognitive Representation of Speech. North Holland Publishing Company, Amsterdam 1981
Weiner, F.: Treatment of phonological disability using the method of meaningful minimal contrast: Two case studies. Journal of Speech and Hearing Disorders 46 (1981) 97-103
Weir, R.H.: Language in the crib. Mouton, The Hague 1962
Weismer, S.E.: Aspects of Metalinguistic Abilities in Specific Language Impairment (Developmental Dysphasia) and Dyslexia. In: Blanken et al. (eds.) Linguistic Disorders and Pathologies. An International Handbook. De Gruyter, Berlin 1993
Wettstein, P. & Rey, A.: Kognitive Wahrnehmungs- und Sprachförderung. Verlag BSSI, Uster 1996
Wimmer, H., Landerl, K., Linortner, R. & Hummer, P.: The relationship of phonemic awareness to reading acquisition. More consequence than prediction but still important. Cognition 40 (1991) 219-249
Wirth, G.: Sprachstörungen, Sprechstörungen, kindliche Hörstörungen: Lehrbuch für Ärzte, Logopäden und Sprachheilpädagogen. Deutscher Ärzte-Verlag, Köln 1994
Wurzel, W.U.: Studien zur deutschen Lautstruktur. In: Studia Grammatica 8, 1970
Yavaş, M.: Phonology development and disorders. Singular Publishing Group, Inc., San Diego, London 1998

Sachverzeichnis

A
Aachener Dyslalie Diagnostik (ADD) 38
Aktiver Wortschatztest (AWST 3-6) 75
Allophon 4
Analyseverfahren zu Aussprachestörungen
 bei Kindern (AVAK-Test) 38
Assimilationen 5
Assimilationsprozesse 24
Auditive Wahrnehmung 41, 46, 50

B
Bewegungsausführung 11
Bewegungsplanung 41
Bielefelder Screening zur Früherkennung
 von Lese-Rechtschreibschwierigkeiten
 (BISC) 33ff

D
Dekodierung 7
Diagnostik, phonetisch-phonologisch 38ff
Diphthonge 4, 21
Distinktive Merkmale 5, 16
Dyslalie 35, 36
Dyslalietherapie 46
Dyspraktische Störungen 11, 42

E
Enkodierung 7ff
 Störungen 8
Expressive Fähigkeiten 19ff

F
Fernassimilationen 25
„Fis-Phänomen" 10, 19
Formbewusstheit 28

G
Gurrperiode 19

H
Hemmlaute 2
Homonyme 36, 52

I
Input-Lexikon 10
Interaktionistische Erklärungsansätze 17
Internationales Phonetisches Alphabet (IPA)
 3
Intonation 6

K
Koartikulation 4
Kognitivistische Erklärungsansätze 17
Konsonanten 2
Konsonantenverbindungen, Erwerb 22
Kontaktassimilationen 25
Kontrollprozesse 12

L
Lallperiode 15, 19
Lauteigenschaften 2, 49
Lautinventar 21, 39, 43, 44
Lautpräferenz 36
Lautspracherwerb 15ff
Lexikalische Einheiten 20
LOGO: Aussprachprüfung zur differen-
 zierten Analyse von Dyslalien 38

M
Metalinguistische Bewusstheit 28ff
Metaphon 55ff
Metaphon Ressource Pack 55, 72
Minimalpaaranalyse 5
Minimalpaarc 5, 78ff
Minimalpaartherapie 52ff, 58
Motorisches Verarbeitungssystem 11
Mundmotorik 41, 46

O
Output-Lexikon 10

P
Phon 4
Phonem 5
Phonemerwerb 21
Phoneminventar 39

Phonerwerb 21
Phonetik 2
Phonetische Störungen 35
　Therapie 46ff
Phonetisch-phonologische Analyseverfahren
　38ff
Phonologie 2
Phonologische Bewusstheit 28ff, 50ff
　Aufgaben 29, 33, 34
　Begriffsbestimmung 28
　Entwicklung 30
　Förderprogramme 34
Phonologische Entwicklung 15ff
　expressive Fähigkeiten 20
　rezeptive Fähigkeiten 19
　Theorien 15
Phonologische Prozessanalyse 17, 39, 55
Phonologische Prozesse 10, 16, 23ff, 38ff
　Assimilationsprozesse 24
　Ersetzungsprozesse 23ff, 56ff, 70, 77ff
　konsonantische 23
　Lautpräferenz 36
　Silbenstrukturprozesse 23ff, 60ff, 71, 80ff
　ungewöhnliche 36
　vokalische 25
Phonologische Sprachverarbeitung 7ff
Phonologische Störungen 35ff
　Begriffsbestimmung 35
　Diagnostik 38ff
　Merkmale 36
　Therapie 49ff
Phonologisch-lexikalische Repräsentation
　7ff, 18
Phonotaktik 6
Pragmatische Bewusstheit 28
Psycholinguistischer Entwicklungstest (PET)
　29
Pyrmonter Analyse Phonologischer Prozesse
　(PAPP) 38

R
Rezeptive Fähigkeiten 18

S
Schreibperiode 19
Schriftspracherwerb 28, 32, 33
Semantisches Lexikon 8
Silbe 6
Sprachentwicklungsstörung 37, 42

Sprachproduktionsmodell 10ff
Sprechwerkzeuge 3
Stammeln 36
Stammler-Prüfbogen 21, 38

U
Überwindungsmodus 3
Universalien, sprachliche 15

V
Verbale Entwicklungsdyspraxie 41
Vokalassimilationen 25
Vokale 4
Vokalische Prozesse 24

W
Wortakzent 6
Wortbewusstheit 28